U0249486

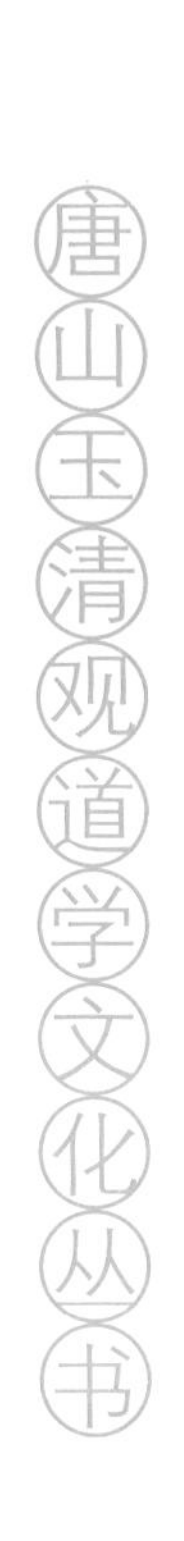
唐山玉清观道学文化丛书

唐山玉清观道学文化丛书

养生类要
大成捷要

董沛文 主编

宗教文化出版社

图书在版编目(CIP)数据
养生类要;大成捷要/董沛文主编.--北京:宗教文化出版社,2011.5(2021.12重印)
ISBN 978-7-80254-379-9
Ⅰ.①养… Ⅱ.①董… Ⅲ.①气功-养生(中医)②内丹功 Ⅳ.①R214
中国版本图书馆CIP数据核字(2011)第081243号

养生类要 大成捷要

董沛文 主编

出版发行:宗教文化出版社
地 址:北京市西城区后海北沿44号 (100009)
电 话:64095215(发行部) 64095210(编辑部)
责任编辑:赛 勤
版式设计:陶 静
印 刷:河北广森印刷科技有限公司
版本记录:170×230毫米 16开本 16印张 300千字
2011年5月第1版 2021年12月第3次印刷
书 号:ISBN 978-7-80254-379-9
定 价:80.00元

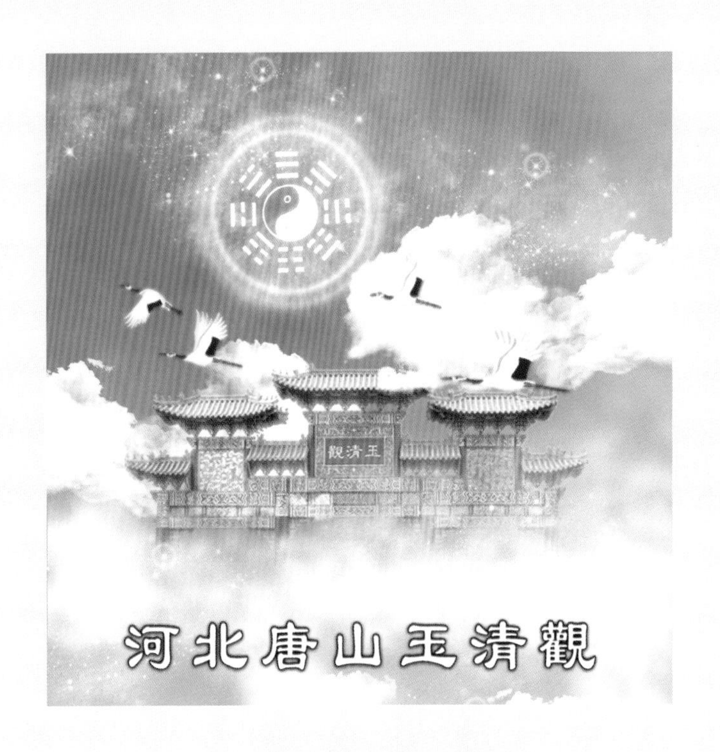

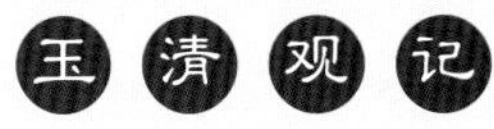

玉清古观，处冀东之域，倚燕山之脉，傍滦水之涘，望渤海之滨，立石城(唐山市开平区，古称石城)垣内，聚亿万年之钟秀，享千百年之香火。山水环抱，京津毗邻，鸾翔凤集，人杰地灵。黄帝问道而登空同，轩辕学仙而礼广成，鼎湖跨龙以飞升，仙宗道脉，由之滥觞。昔古孤竹国君，嗣子伯夷叔齐，立次子为储君。国君殁，齐让伯夷，夷不受而遁，齐不立亦逃。闻西伯善养老，相偕欲适周。当值盛夏，路过石城之地，腹饥口渴，踌躇间，突现一淙清泉，汩汩而流，急掬泉水，捧之尽饮，入口温如玉，至腹冽沁腑，饥渴顿消。昆仲绕泉徘徊，流连忘返，决意结庐而居，烧茅修炼以求仙。其玉浆清泉，即后世之玉清古井也。数年后，往西岐，复隐首阳山中，不食周粟，杳失所踪。燕君昭王，遣使求不死药，入海登蓬莱方丈，卜地石城合药以炼丹，其丹炉遗迹尚存井隅也。秦皇寻神山，觅仙药，游碣石，尝饮玉清之水，顿改容颜，身轻而转体健。张陵演教，天师布道，桓灵帝间，有观筑于古井之侧。唐王东征，屯兵大城，山赐唐姓，筑立石城，二百余丈。有随军道士，长于望气，见紫霞缥缈如飞鸾，仙气凝聚似丹鼎，遂离军隐居，潜修仙道，升举而去。刘操仕燕主居相位，正阳垒卵以度化，易号海蟾子而学仙，为演清净无为之宗，以道全形之旨。复遇吕祖纯阳于原野，饮玉清之神水，授以金液还丹之秘，遁迹修真，得成仙道。丘祖长春真人，会元世祖于雪山，赐号神仙，颁虎符玺书，掌天下道教。越二载，驻鹤燕京，大阐玄风，道侣云集，化道十方，建宫立观，设坛作醮。丘祖座下，有一弟子，结庐于石城，立宫于井侧，见水清冷，故题观名曰澄清，祀三清之真容，布道德之宝章，香火鼎盛，终日不绝。几经兵火，焚毁殆尽。明永乐间，召仙真三丰张真人于金阙，犹龙不见，惟隐迹名山，藏身大川，隐显戏于人间耳。一日携弟子游蓟北，途经石城，睹残垣败瓦，黯然神伤，咐弟子云："此地古炼丹之处也，尝有观名澄清，惜毁于兵祸，留汝此地，募修宫观，异日将兴。井名玉清，乃古仙遗迹，以之为观名可也。斯井水清如玉，可传淮南王之术于乡里，授做豆腐，济养百姓，以解温饱，亦可彰我仙家飞丹砂而点灵汞之玄妙也。以火炼金而丹成，今岁丙申，正其值，玉清当兴，因缘所定。越五百余年，火燥土焦，木以犯土，当有浩劫，观随亦毁。金木交并，九返还丹，观必重兴，香火复盛也。"真人语毕，飘然而去。弟子遵真人之命，修道观，兴香火，并用古井之水，盐卤以点豆汁，其术不日而风行四乡。以玉清神水所点之豆腐，质地柔嫩，晶莹如玉，味道鲜美，烹调得味，有远胜燕窝之美誉。光绪初，开平建矿，近代工业之始兴，人口增多，商贾云集，成京东之重镇。玉清观，历数百年之风雨，几经增茸，规模宏大，坐北朝南，处石城西门外，火神关帝二庙侍立左右。岁临丙辰，乙未之月，地动山摇，突发地震，房屋摧倒，楼宇化为平地，玉清观亦随之毁塌。多难而兴邦，艰苦而奋志。唐山儿女，意坚志强，抗震自救，恢复建设，经廿余年之拼搏，重塑辉煌于冀东，再兴繁荣于滨海。玉清古观，亦得之以复建也。董道长崇文，号文道子，讳沛文，皈依全真，嗣教龙门。董道长乃著名实业家，河北省政协委员。清秀浑朴，端庄大方，谈吐间声和语慢，儒雅温和，亲切近人，无烟火气息，真道家风范。幼读诗书，博阅经籍，早年隶职企业，后弃职经商。历经多年之艰辛，饱尝恒沙之磨砺，奋志不懈，果业斐然。荏苒光阴，感人生如梦。芸芸众生，名利绊身，几失真我；追名逐利，沦丧道德，世风愈下；人心不古，禀赋天和，损耗殆尽。甲申冬月，睹道观之残桓，望断壁之朽木，不忍坐视，乃盟愿发心，斥以巨资，再塑三清真容，复兴玉清古观，上接轩辕遗教，绵老圣之心传；下振道门宗风，扬钟吕之秘旨。洵属不愿独善己身，达而兼善天下者也。国运隆，有祥瑞，吉士出，观必兴。玉清之塌毁复建，斯应仙真之谶语乎？复建之玉清观，由政府拨地廿余亩，座落于开平老城遗址北门外，坐北朝南。正南牌楼，雄伟壮丽，气势非凡。牌楼之上，手书玉清观三大字，字劲苍遒，金光闪灿。由南往北，大殿三重，依次为灵官殿、文昌殿、玉皇殿。再之往后，乃高达三层之三清殿。各殿建筑，风格迥异，却又有异曲同工之妙。主殿气势宏伟，雕梁画栋，斗拱飞檐。配殿小巧玲珑，精工细做，结构严谨。每重殿内，绘有壁画，均乃道教典故，及山水人物，供游人香客之观赏，劝善以净化人心，使之人人奉善，不为恶习之所染。纵观整个道观，红墙黄瓦，苍松翠柏，具浓厚道教古韵之风貌，与开平古艺街遥相呼应，珠联璧合，古文化之气息犹若天成。观内奇花异草，绿树成荫，鸟语花香，道教独具之仙乐，道众诵经之天韵，不时幽然入耳，仿佛置身于仙境之中。玉清古观，重焕仙容，琳琅殿阁，日臻完善，谋公益之慈善，造大众之福祉，弘文化之传统，扬道教之祖风，殊为唐山福地洞天之胜境，河北仙府宫观之翘楚。诚邀国内之羽士道子，喜迎海外之仙客高真，会四洲之宾朋游人，接五湖之善信男女，驾临驻鹤，共庆国昌，同祈太平，是幸甚哉。

道历四千七百六年岁在己丑

唐山玉清观道学文化丛书

CONTENTS·目录

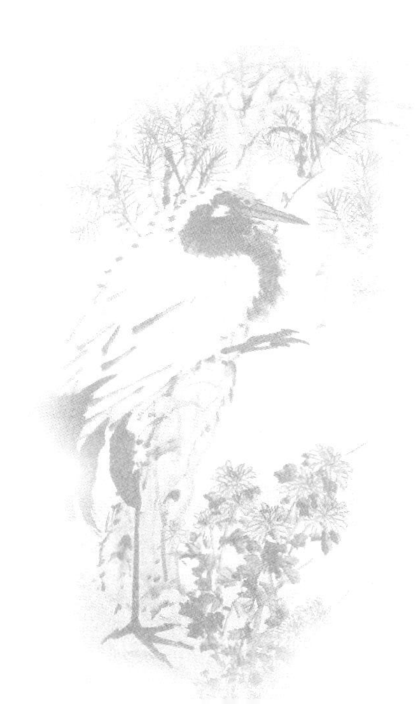

唐山玉清观道学文化丛书

序　一

任法融

董君沛文,余之旧知,修太上之大道,传龙门之法脉,以道士身,扶玄元教。悟大道之理,兴实业以济世;契圣祖之心,用慈俭而化人。投数千万巨资,复兴玉清名观;历五六载苦功,重塑仙真金身。昔日捐资于学府,助学者编辑圣典;今则统众于京都,携道友点校仙经。经书流通,可辅正道之传承;道术修炼,能健国民之身心。

道依教传,法随文化,经能载道,书可救世。道法经书,玄门之珍宝;历祖仙真,太上之法裔。余注《道德》,讲《参同》,解《阴符》,冀弘道于斯世;栖楼观,住白云,理道协,愿兴教于十方。文字之功不可没,经书之教不可废,道院之根不可除,祖师之业不可亡。今董君发愿,出版圣祖仙真之经书,建立养生修真之道院,乃振兴玄宗之作为,实双修功德之正道。山人闻之,随喜赞叹!

是书系总名曰:《唐山玉清观道学文化丛书》。言道学则道教在其中矣，论文化则经法在其中矣。三百年来，道门未能大兴；一甲子际，经书不见普印。虽曰气运，亦关人谋。人能弘道，众志成城。方今之世，政通人和，宗教复兴，信仰自由，正我道门光大之时也。董君应缘而出，邀学界之名流，统道门之同修，整理仙经，出版道书，化道教于日常，传正法于当世，使道流有道书可读，冀信众有道法可习。功益斯民，德泽后昆。

仙学丹道，摄生要术，最宜普世而利民者也。今以吕洞宾、张三丰仙书为发端，继则编陈图南、李道纯、陆潜虚、李涵虚、傅金铨、闵小艮诸仙全集。是则道门罕印之书，名山深藏之典，如能精编精校，广传广化，则太上之道脉能扶，仙真之正法可续。道济天下，德化苍生，斯功巨矣。

唐山玉清观，古仙葛洪访道之处，真人三丰隐修之地。仙迹随道书以神化，大道借名观而传承。经千年风雨以护道，因国初地震而败落。董君沛文，睹道观之残垣，望断壁之朽木，不忍坐视，乃发心重建玉清道观，再塑三清真容。今则观成而道化，复思经教而民敦。劝善化人，移风易俗，敦伦尽诚，此道教之所当为也；养生强身，修真还丹，羽化飞升，此道士之所当修也。劝善当藉经教，修真须知法诀。道观容道流而弘化，道书载道法而育仙。则知胜地非常，经书宝贵，仙诀难得，因缘殊胜。

书将成，董君索序于余，乐而述之，与共勉焉。

岁在戊子年古历八月十五日于京华白云观

（作者系全国政协常委、中国道教协会会长）

唐山玉清观道学文化丛书

序　二

康志锋

道教既是一种宗教也是一种文化，中华民族传统文化以道学文化为根基。博大精深的道教文化不仅是中华民族传统文化的重要组成部分，也是中国传统文化的宝贵遗产。道教文化内涵十分丰富，"人法地、地法天、天法道、道法自然"言简意赅，是道教对宇宙万物对立统一规律的高度总结概括。道教中的诸如道法自然、尊道贵德、清静无为、返璞归真等理念，为许多思想家、政治家、文学家、教育家乃至普通百姓所尊崇。古往今来无数人都从道教文化、从《道德经》汲取过智慧和营养。

中华民族创造了灿烂瑰丽的中华文化，作为土生土长的道教在长期发展的过程中积累了众多的经论典籍，对于哲学、文学、艺术、医学、化学、天文、地理等方面都产生过重要影响。《道德经》可谓道教文化的奠基和代表之作，《道德经》在中华文化史上产生的重大而深远的影响是不可估量的。

道教的宗旨是修仙成道、济世利人。道学文化的精华在于其性命学说，也即道教养生。作为中国传统文化根柢的道教，挖掘利用其积极因素，为人民服务，为社会服务是道教义不容辞的责任。

董沛文道长自皈依道教以来，信仰虔诚，道风纯正，学识丰富，一直热衷弘扬中华优秀传统文化，长期致力于道家典籍的保护整理工作，且学以致用，尤其对道教养生情有独钟，无论是经商还是修观都乐此不疲，精神实在可嘉！近年有缘与董道长相识，深感其对道教事业的热忱，近知他再次斥资策划编纂《唐山玉清观道学文化丛书》，颇为感慨，略叙管见，是为序！

（作者系河北省民族宗教事务厅副厅长）

唐山玉清观道学文化丛书

序　三

董沛文

中华民族历史源远流长，文化丰富璀璨，中国是世界文明古国之一。华夏文明据传说肇始于轩辕黄帝，教导民众播五谷、创文字、制衣冠、作历律、定算数、立音律、造舟车、创医学，开创了中华民族的古代文明之河。黄帝战蚩尤，平叛乱，立为天子，居五帝之首。访天师岐伯，问疗病之方，作《内经》，用以解除人民的疾病痛苦。登空同山，拜广成子问道学仙，佐五谷而养民人，用以强健黎民的体魄，延长民众的寿命，道统仙学由此而滥觞，道教也由此而初具雏形。

民族的根基在于传统，一个民族之所以成为独立的民族，关键在于他的传统，它是民族的旗帜，是区别于其他民族的显著标识。没有自己独特传统的民族，不能保持自己民族传统的民族，已经不是一个独立的民族，更不会有独立的民族精神和民族个性。华夏民族的传统，就是五千年的历史，就是民族一脉相承的国学文化。弘扬国学，弘扬传统文化，就是发扬爱国主义精神，是民族精神的皈依,民族精神得以独立,才能将中华民族腾飞于世界民族之上!

从文化角度看,中华民族的传统来源两个方面:一是道家,创立于史官,以《老子》为代表,崇阴尚柔,提倡静、柔、谦、弱、下、和之六德。道学文化,实际是继承了母系民族文化传统,拥有几十万年的实践和发展经验,是成熟的"传统文化",是华夏民族的"老传统",是我们民族文化的原始基因。二是儒家,创立于孔子,曾问礼于老子,以《诗》、《书》、《礼》、《易》为代表,贵阳贱阴,推行仁、义、礼、智、信之五常。儒学文化,是继承了夏商周三代的父系氏族文化传统,拥有四五千年的实践经验,是渐进成熟的"传统文化",是华夏民族的"新传统",是我们民族文化原始基因的外延和发展。战国时期的"百家争鸣",不过都是在祖述道家,我们应向以《老子》为代表的道家文化中发掘智慧!

鲁迅先生在《致许寿裳》的信函中说:"中国根柢全在道教以此读史,有多种问题可以迎刃而解。"研究中国科学技术史的著名学者、英国皇家科学院院士李约瑟博士也曾强调:"中国如果没有道家思想,就会像是一棵某些深根已经烂掉了的大树。"

东汉时期张道陵以道家之学为基础,吸纳原始巫觋之术创立"五斗米道"和以《太平经》为经典的"太平道",都是早期的道教。从此,道学与道教合流,道学与道教并行不悖,不明道学不足以识道教,不知道教不足以悉道学。

道学和道教不是普通民众眼中的消极、陈腐、浮妄的封建迷信学说,更不是教人离群寡居、消极厌世、不近人情、行径怪异的乖巧邪说,而是非常积极的文化,解决人们日常生活中方方面面的所想、所需和所求,所涉及的范围非常广泛,上到朝政辅国,下到衣食住行,是非常注重实践的实用文化。道家之学,有帝王御政之术,有辅国经世之略,有强兵战胜之策,有经商治业之谋,有冶炼烧制之方,有祛病延年之药,有服食驻颜之饵,有导引强身之技,有御敌抗辱之功,有夫妇床第之戏,有预知未来之占,有趋吉避凶之法,有长生不老之丹,有修心养性之道,有飞升轻举之秘,有祭祀先人之礼,有超度亡魂之仪,有祈祷太平之醮,有怡情冶性之乐,可见道学、道教覆盖面之广,凡是人们之所想,必有与之相应的技术和方法。因此道学、道教,是以人为本之学,是人性化之教,是人生不可缺少、不可不学的文化和信仰。道教经典《度人经》中说:"仙道贵生,无量度人",充分体现了道学和道教贵生度人的特点。仙学养生大师、前中国道教协会会长陈撄宁(1880－1969)就曾指出"仙家唯生的宗旨",并且说:"神仙之术,首贵长生。惟讲现实,极与科学相接近。有科学思想、科学知识之人,学仙最易入门。"(陈撄宁《读〈化声自叙〉的感想》)

古代道家道教圣贤真人,无不利用自己的道学智慧建功立业,标名青史,垂德后世,为道家学子立行的典范。黄帝为天子,"且战且学仙",登空同问道广成,鼎湖跨龙升举。太公吕望辅佐武王,立周天子八百年基业。老子为柱下史,走流沙而化道西域。范蠡献妙计帮助越王勾践复国,三年灭吴,后封金挂印,乘舟泛五湖而去,遵循了道家"功成名遂身退,天之道"的教诲。后定居于陶,自称陶朱公,经商积资巨万,后散给黎民,曾"十九年之中三致千金",真是"天生我材必有用,千金散尽还复来"。陶弘景归隐山林,心存魏阙,梁武帝"每有吉凶征讨大事,无不前以咨询,月中常有数信,时人谓为山中宰相"。(《南史·陶弘景传》)吕祖曾中进士,刘海蟾为燕相,重阳应武举,三丰做县宰。

诸葛亮、徐茂公、刘伯温等，更是人们耳熟能详道家人物。

道教中的仙人、真人的境界更是让人魂牵梦绕，遐想向往。《庄子·大宗师》中说："何谓真人？古之真人，不逆寡，不雄成，不谟士。若然者，登高不慄，入水不濡，入火不热，是知之能登假于道也若此"。"古之真人，不知悦生，不知恶死，其出不欣，其入不拒；翛然而往，翛然而来而已矣。不忘其所始，不求其所终；受而喜之，忘而复之，是之谓不以心捐道，不以人助天。是之谓真人"。"其好之也一，其弗好之也一。其一也一，其不一也一。其一与天为徒，其不一与人为徒。天与人不相胜也，是之谓真人"。这就要求真人能看破世俗的成败得失，能看破生死以及人生旅途上的生命价值，在行为状态上与道合真。能够树立天人合一的宇宙观和生态观，不掠夺大自然，不戡天役物，要与自然界万物和睦共处。真人在生活态度和精神面貌上更要保持一股中和之气。《汉书·艺文志》叙神仙云："神仙者，所以保性命之真而游求于其外者也。聊以荡意平心，同死生之域而无怵惕于胸中。"

《黄帝内经·素问·上古天真论》中说："黄帝曰：余闻上古有真人者，提挈天地，把握阴阳，呼吸精气，独立守神，肌肉若一，故能寿敝天地，无有终时，此其道生。中古之时，有至人者，淳德全道，和于阴阳，调于四时，去世离俗，积精全神，游行天地之间，视听八达之外，此盖益其寿命而强者也，亦归于真人。其次有圣人者，处天地之和，从八风之理，适嗜欲于世俗之间，无恚嗔之心，行不欲离于世，举不欲观于俗，外不劳形于事，内无思想之患，以恬愉为务，以自得为功，形体不敝，精神不散，亦可以百数。其次有贤人者，法则天地，象似日月，辩列星辰，逆从阴阳，分别四时，将从上古合同于道，亦可使益寿而有极时。"揭示了仙人、真人是"此其道生"，是可以通过修炼达到的，不仅仅是神话小说中编造的美丽故事。南宋陈泥丸在《翠虚篇·丹基归一论》中说"一阴一阳之谓道,道即金丹也,金丹即是也。古仙上灵,诏人炼七返九还金液大丹者,是乃入道之捷径耳。"白玉蟾《紫清指玄集·鹤林问道篇》中也说:"夫金丹者,金则性之义,丹者心之义,其体谓之大道,其用谓之大丹,丹即道也,道即丹也。"因此道教内丹学就是通向仙人、真人境界的阶梯,人们只要修炼成大丹,便成了驻世逍遥快乐的仙真。

道教内丹学是参天地、同日月、契造化的金丹大道,又是返自然、还本我、修性命的天人合一之学,源远流长,肇始于伏羲、神农、黄帝上古时期,与道学同源,乃中华民族传统文化的瑰宝。老子、庄子集其成,阴长生、魏伯阳、葛洪、魏华存奠其基,钟离权、吕洞宾、陈抟、刘海蟾将内丹学理论体系发展成熟,大开法门传道,从此内丹流派纷呈。北宋以来,直至明清,丹道流派大多都上溯钟(钟离权)、吕(吕洞宾),宣称是钟吕门下,由之又分为南、北、中、东、西五大流派。南宗创始于浙江天台张紫阳(984-1082),名伯端,有《悟真篇》、《金丹四百字》、《青华秘文》等;北宗创立于陕西咸阳王重阳(1112-1170),传全真七子,尤以长春真人丘处机创立的龙门派,广开教门,至今传承不衰;中派肇始于元朝李道纯,其本是南宗白玉蟾门人王金蟾的门人,入元后加入全真道,因之调和南北两派之学于一炉,被丹家尊为中派。东派创立于扬州陆潜虚(1520-1606),名西星,著《方壶外史》、《三藏真诠》等。西派创立于清道咸年间李涵虚(1806-1856),著有《道窍谈》、《三车秘旨》等。

世间芸芸众生求财、求禄、求寿、求平安者,如过江之鲫。然其中最难求者就是"寿",千古一帝秦始皇,权倾天下,富有四海,却求“寿”无门,望“寿”而叹。而道教之内丹仙学文化中服食、服药、辟谷、导引、胎息诸术,恰是养生长寿、长视久生之妙术。内丹学,陈撄宁会长早年称之为“仙学”,“盖神仙者,乃精神与物质混合团结煅炼而成者。”(陈撄宁《答复浦东李道善君问修仙》)以法、侣、财、地为修仙炼丹的四大条件。法,就是丹道法诀,是内丹修炼的具体操作功程,其理法存于丹经道书,其关键秘密处则在于口诀,必须由师父口传才能掌握丹诀次第和火候细微。侣,就是修真的道侣丹友,结伴共修大道,同参玄机,互相扶助,过大关防危虑险之时更是不能缺少;阴阳丹诀中的金鼎、火鼎、水鼎,也属于侣的范畴。财,就是修道用的资财,一是访师之用,有“法财互施”之说;二是备制炉鼎器皿之资;三是在日常生活中的支出。地,就是适宜从事修炼的洞天福地。从事修炼,首要必须积功累德,以增福培慧,所谓“道高降龙虎,德重鬼神钦”,更有“有道无德,道中之贼”之说。做“一个高尚的人,一个纯粹的人,一个有道德的人”,才是一个完整的“全人”,才有资格修炼丹道,仙经谓:“欲修仙道,先尽人道;人道不修,仙道远矣。”所以内丹学不是普通的信仰,是真知践履之学,不仅仅是养生全形、延年长寿之学,更是“一套凝炼常意识(识神),净化潜意识(真意),开发元意识(元神)的心理程序”。丹道具有净化人之心灵,塑造人之道德,化解心中之恶,走向至美之善。内丹学可以树立正确的人生观、价值观、道德观,培塑人们的道德情操,必然会在构建和谐社会中发挥积极的作用。

访师求诀自不可少,但是真师难遇,真诀难得。陈撄宁会长早年耗费五六年的时间寻师访道,结果“都是空跑”,自思“这样的寻访,白费光阴,还不如自己看书研究,因此遂下决心阅览《道藏》。”（陈撄宁《自传》）历经数年苦读，参悟《道藏》中所秘载的丹诀道法，终成为一代仙学巨子、养生大师，新中国成立后参与筹备道教协会，曾被选举为会长，教内有“当代太上老君”之美誉。丹道法诀常隐藏于丹经道书之中，博阅丹经，广参道典，不失为没有条件访师者的首选。近年虽然有《道藏》、《藏外道书》、《道藏辑要》、《道藏精华》、《道书集成》等大型丛书影印刊行，然而仅一部《道藏》就五千四百余卷，浩如烟海，普通读者焉有时间逐卷研读？另外，这些丛书都是影印出版，竖版繁体，不利于阅读，同时价格昂贵，普通读者购买颇为吃力。

余自幼就非常爱好传统文化，对于古籍经典苦读孜孜不倦，常通宵达旦，乐此不疲。及长进入工作岗位，每以微薄薪金购书渴读。因缘所致，弃职经商，尝将所学到的道家玄妙思想用于为人处世之中，事半功倍。庚辰年皈依道教，承嗣全真龙门派二十六代薪传。从之深研道家文化，遍游洞天福地，寻仙访道，拜师学艺，研习养生术，体悟道教之奥妙精深。甲申冬月，斥资复建唐山玉清观，再塑三清真容。古时玉清观，在开平古建筑中，是规模较大的一座庙宇。坐落在开平西城门外，火神庙与关帝庙之间。坐北朝南，始建于汉代，初毁于宋，复建于明，后毁于唐山大地震。再建的玉清观，坐落在开平老城遗址北门外，坐北朝南，由政府拨地二十余亩，总体建筑面积约九万六千平方米。完成建筑后的玉清观与开平古艺文化街遥相呼应，形成浓厚的古文化氛围。丙戌年，唐山道众发起筹建唐山市道教协会，被推选为道协负责人。

宫观虽立不可无文化，道士虽众不可无道统。文以载道，书以救世。且玉清古观，乃古仙合药炼丹之地，三丰隐居修炼之所，与丹道仙学早已结下千古之殊缘。故邀请专家学者为顾问，携手道门同修为编纂，将浩如烟海的道书古籍加以整理校订，首以吕祖、三丰之仙书为发轫，继理陈抟、李道纯、陆潜虚、李涵虚、傅金铨、闵一得诸仙书道籍，编纂为《唐山玉清观道学文化丛书》。丹经道书，几经传抄翻刻，鱼鲁豕亥之处颇多，影响阅读，也不利于道教文化的传播。本次点校整理，务求善本，必致精良，努力使《唐山玉清观道学文化丛书》成为名山深藏之宝典、道流渴读之仙籍，予愿足矣。

在编纂本丛书的过程中，先后得到中国道教协会任法融、张继禹、黄信阳三位会长的鼓舞，得到中央民族大学牟钟鉴教授、中国社会科学院胡孚琛教授的赞许，也得到河北民族宗教事务厅陈会新厅长、康志锋副厅长、王兴社处长等领导的支持，在此一并表示衷心的感谢！

岁在戊子识于唐山玉清观

（作者系中国道教协会副秘书长、
河北省政协委员、唐山市道教协会会长）

【养生类要】

明·吴正伦 辑

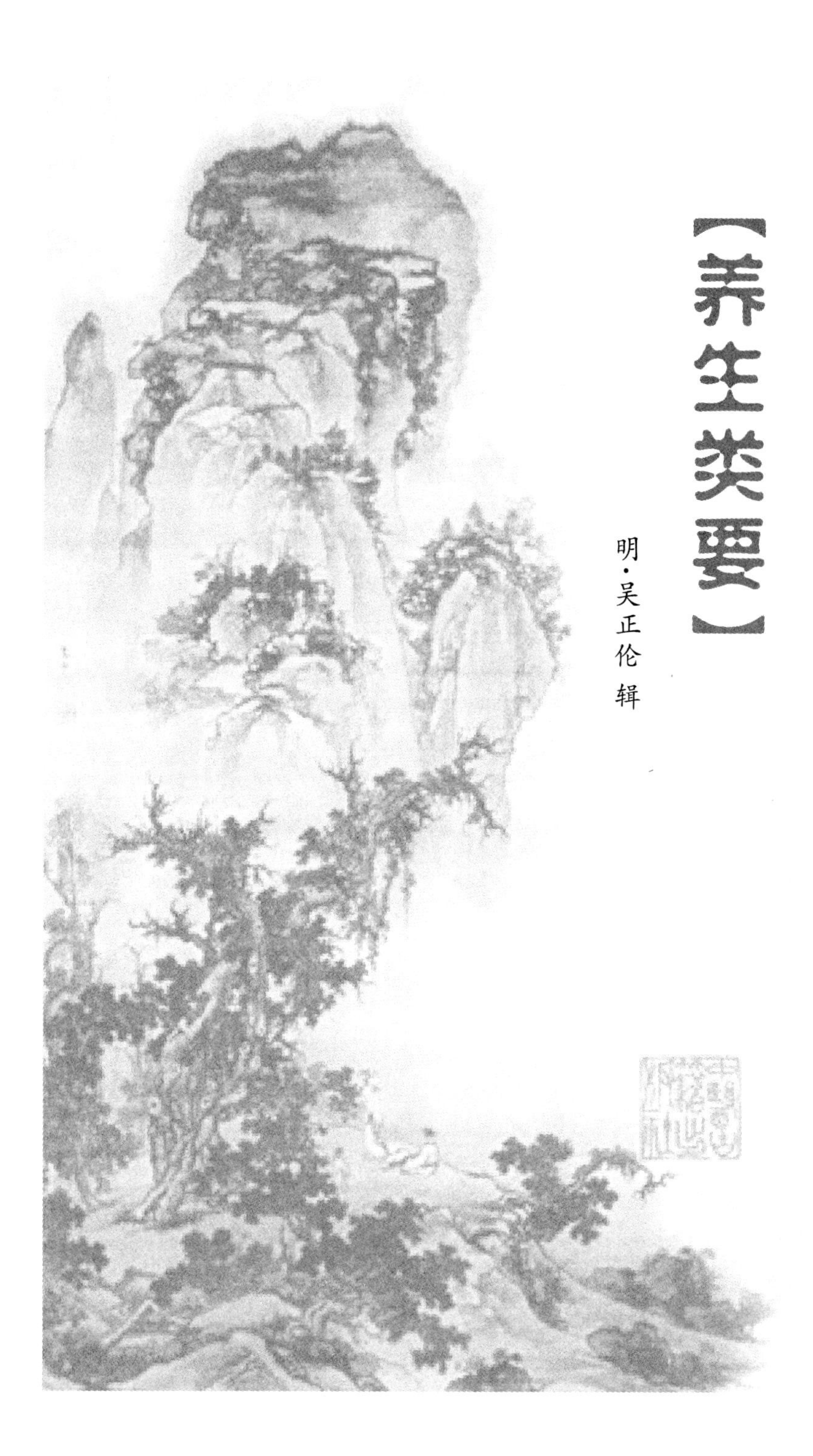

养生类要

目录

《养生类要》序

临清省进士雨田张鲤撰

春岩吴子著《养生类要》百余条刻成,雨田子读之叹曰:仁哉!吴子之心也,是可以言医矣。大凡医家者,留得一验方则藏之笥箧,惟恐病者知,有妨于售;又惟恐同术者知,有妨于专售;甚至以咀为末,易黄为玄。曰:庶几人之莫识也。吁!是果医云乎哉?吴子,徽名家也,少读书,有志为经生,以病弗果,闻湖人陆声野医最著,往执弟子礼,遂得真传而归。大江南北,人无问数百里,皆走堂下叩之,所存活者甚众。自以为未溥也,乃走燕齐之间,居临清四年,将归,掉而南也,诸商人留之,吴子不可。好事者挽其行,弗能。曰:请为我著书。吴子重违群请,遂著《类要》一书。盖亦少出绪余,以补人日用之所需,虽未尽罄其所传于陆子者,其方药固皆的而中也。此书作,四方之病者可以不医而愈,吴子之售愈溥矣。呜呼!方古也,世医得之则思秘;吴子得之则思传,其存心不啻霄壤。故曰:仁哉!吴子之心也。况其为书又参取往哲卓有明验,可以布而远哉。安知天下后世读其方书者,不谓河间、丹溪辈复有续案若此耶?雨田子谓兹集也,刻之。便因其请序,序之。

嘉靖甲子春五正月吉丹书于对竹山堂

《养生类要》小序

竹左山人吴敖撰

《养生类要》者，类养生之要也。匪[1]类弗明也，匪要弗精也，是编之繇作也。类者，别其科而比之也。始以运摄精气制病于未形也，故类也；次以取制丹铅，窃夺乎元神也，亦类也；饮食日用或失则疾，类也；男女居室或失则夭，类也；风、寒、暑、湿古有，类也；未分四时，类四时也；济阴慈幼古有，类也；未及养老，类养老也，此类之例也。要者抡其杂而约之也。方书方药，猬聚林起，漫无纪极，弗精也，要之以从精也，若汇荆玉而去碔砆也，若汇隋珠而黜鱼目也，此要之例也。类其要则精而明，动而有功，家无痡夫，人其良医矣。

---

① 注：匪，通“非”。

春岩子传

梁园漫客吴山人郑若庸著

春岩子者，歙[①]之澄塘人也，名正伦，字子叙，系自汉番君及唐少微先生其后。廷佩君迁歙为澄塘之祖溯，自春岩子二十有九世矣。子少，警敏善学业，制科已，乃目眚自画顾，更喜黄帝、扁鹊之书，时窃记诵，稍涉大义即隽永不能舍，会其大父乐山翁趣之成。遂取《素》、《难》以下历代名医家方论悉读之，会通其要，能参运气生克传胜之由，切脉、望色、听声、写形之征，汤液、醴洒、鑱石，槁引案，抗毒熨之治出以疗人，即多奇验。年未弱冠已称良医师矣。时吴兴陆声野以青囊术为江左大家。子挟筴往事之三年，授以五诊六征，经脉上下及奇络结若俞[②]所居，皆能尽其学。遂北游吴会，渡江溯淮，历齐、鲁、海岱之墟，所过则以名闻。至清泉，清泉居邑者多乡人，因止。春岩子舍人又市，归之。有卧沉绵，四肢不能用，或溲闭不后，足下重腿，女妇不月，痈久不决，切其脉无败逆，皆立起之，未尝见人危。稍自沮者，远近争相迎，致子略不为，怫即又祁，寒暑雨不怠也。性敦朴，乐自韬闲，尝衣韦褐，浮沉里闬间。时之医家，艺稍稍售即为高车文马，竞自衔粥，子弟兀兀无所求。闻贵家巨姓有疑疾，群医工室中，

① 歙：今安徽省铜山市东南部。

② 俞：通“腧”。

周章不知为计，予徐徐从中起，视色察脉，一七奏效，咸以为神。闲居应对，口期期若不能语，至论疾所因，援经证事，移日无冗辞，据案施治无甚殊他人者，一遇奇疾，操纵裨合犹大将将兵，机权神变，人始谓不相及也。平生笃尚伦秩，事后毋蒋夫人极孝敬友爱，诸季其入丝粟无所内，蒋夫人以其能，子特殊爱之，与人交造次，然诺无自食者，人以是益器重焉。居尝曰：闻之往圣，养人先以五味五谷，次以五药，使六疾六气不能相淫，民罕疵疠，言治未病愈于已病治也。因着编书曰《养生类要》，云漫客曰：余读太史公书，见其所述国工家数十事，愈人疾疕，至多奇应。人各以方书相授受，率名称流闻当时，辉映遗代，然无有不奏功于瞑眩者。未病之治，盖寥乎？未前闻也。岂慎疾者固难乎？王符氏云：疗病者先知脉之所次，气之所结，然后为之方，则疾可愈而寿可长。为国者先知人之所苦，祸之所肇，然后为之禁，故奸可塞而国可安。是虽有善方、善禁，孰若俾气无结，祸无肇胜哉！故曰：上医医国。固春岩子著书旨已，子将游上都，因述斯传，使遘春岩子者知云。

《养生类要》序

省进士雨江方元焕撰

春岩子歙医者，流往粤邑长南溪子寓。书称春岩子才今历四方以察风候。脱过女第叩之，予乃觏春岩子，与语遂大惬，至累昕夕不去也。当津苦卧久，群医不功，春岩子一视而名"热疟"，再剂而瘳。春岩子名奕奕以是愈起，顾其心又长者，由是东人病必致春岩子。不至辄觊，即至听其诊治，不而忻戚之其所至。即至眇贱不却也。故东人不可一日去春岩子。客四移历计归，东人振恐，因请著书，春岩子着书二卷，曰《养生类要》。予读之沾沾喜又慨焉，嗟乎！俞跗亡而医无练易，佗书毁而学失湔剑。故曰：人之所病，病疾多；医之所病，病道少。窃意道少非直，病六不治，殆方书甚少，症结无从导欤？故东人请而漫无搜录，何以为春岩子？或言医案聚猥，春岩子复矣。予曰不然。盖五味错而食不可胜用，诸法错而医不可胜用。详保摄者略方脉，深攻击者忽机宜。往往则尔用之多梏。春岩子首引导食息，次时令安怀，以谨未病，以救已病，采裔禁方，萃术百氏，兼列不逸，随索而足。匪曰贤于先民抑亦裨所未悉欤？太史公曰：圣人知微，使良医蚤从事，病可已，身可活也。春岩子为近之。春岩子名正伦，与南溪子并吴姓。南溪子博极群学，多仁政。春岩子挟筴质之，必且浸浸弘其诣，踪述俞萃不难云。

嘉靖于逢困敦之岁陬月良日

《养生类要》前集

族祖左竹山人吴敖校正

新安木石山人吴正伦辑

逍遥子导引诀(凡十六段)

水潮除后患

平明睡醒时即起,端坐凝神息虑。舌抵上腭,闭口调息,津液自生,渐至满口,分作三次,以意送下。久行之,则五脏之邪火不炎,四肢之气血流通,诸疾不生,永除后患,老而不衰。

火起得长安

子午二时存想,真火自涌泉穴起,先从左足行上玉枕,过泥丸,降入丹田,三遍。次从右足亦行三遍,复从尾闾起又行三遍,久久纯熟。则百脉流通,五脏无滞,四肢健而百骸理也。

梦失封金柜

欲动则火炽,火炽则神疲,神疲则精滑而梦失也。寤寐时调息思神,以左手搓脐二七,右手亦然。复以两手搓胁腹,摆摇七次,咽气纳于丹田,握固良久乃止,屈足侧卧永无走失。

形衰守玉关

百虑感中,万事形劳,所以衰也。返老还童,非金丹不可,然金丹岂易得哉?善摄生者,行住坐卧,一意不散,固守丹田,默运神气,冲透三关，自然生精生气。则形可以壮，寿可以延矣。

鼓和消积聚

有因食而积者，有因气而积者，久则脾胃受伤，医药难治。孰若节饮食，戒嗔怒，不使有积聚为妙。患者当升身闭息，鼓动胸腹，俟其气满，缓缓呵出，如此行五七次，便得痛快即止。

兜礼治伤寒

元气亏弱，腠理不密，则风寒伤感。患者端坐盘足，以两手紧兜外肾，闭口缄息存想，真气自尾闾升过，夹脊透泥丸，逐其邪气，低头屈抑如礼拜状，不拘数，以汗为度，其疾即愈。

叩齿牙无疾

齿之有疾，乃脾胃之火熏蒸。清晨睡醒时叩齿三十六通，以舌搅牙根之上，不论遍数，津液满口方可咽下。每作三次乃止，及凡小解之时闭口，紧叩其齿，解毕方开。永无齿疾。

升观鬓不斑

思虑太过则神耗，气血虚败而鬓斑。以子午时握固端坐，凝神绝念，两眼含光上视泥丸，存想追摄二气，自尾闾上升，下降返还元海，每行九遍。久则神全，气血充足，发可返黑也。

运睛除眼翳

伤热、伤气，肝虚、肾虚，则眼昏生翳；日久不治，盲瞎必矣。每日睡起时趺坐凝息，塞兑垂帘，将双目轮转十四次，紧闭少时，忽然大睁开，行久不替，内障外翳自散。切忌色欲并书细字。

掩耳去头旋

邪风入脑，虚火上攻，则头目昏旋，偏正作痛；久则中风不语，半身不遂，亦由此致。治之须静坐，升身闭息，以两手掩耳，折头五七次，存想元神，逆上泥丸，以逐其邪，自然风邪散去。

托踏应轻骨

四肢亦欲得小劳，譬如户枢终不朽，熊经鸟伸，吐纳导引，皆养生之用也。平时双手上托，如举大石，两脚前踏，如履平地，存想神气，依按四时，嘘呵二七次，则身健体轻，足耐寒暑矣。

搓涂自美颜

颜色憔悴，良由心思过度劳碌不谨。每晨静坐闭目凝神存养，神气冲澹，自内达外，两手搓热，拂面七次，仍以嗽津涂面，搓拂数次，行之半月，则皮肤光润，容颜悦泽，大过寻常矣。

闭摩通滞气

气滞则痛，血滞则肿；滞之为患，不可不慎。治之须澄心闭息，以左手摩滞七七遍，右手亦然，复以津涂之。勤行七日，则气通血畅，永无凝滞之患。修养家所谓“干沐浴”者，即此义也。

凝抱固丹田

元神一出便收，来神返身，中气自回。如此朝朝并暮暮，自然赤子产真胎，此凝抱之功也。平时静坐。存想元神入于丹田，随意呼吸，旬日丹田完固，百日灵明渐通。不可或作或辍也。

淡食能多补

五味之于五脏，各有所宜，若食之不节，必致亏损。孰若食淡谨节之，为愈也。然此淡亦非弃绝五味，特言欲五味之冲淡耳。仙翁有云：断盐不是道，饮食无滋味。可见其不绝五味也。

无心得大还

大还之道，圣道也。无心常清常静也。人能常清静，天地悉皆归。圣道之不可传，大还之不可得哉！清净经已尽言之矣。修真之士体而行之，欲造夫清真灵妙之境，若反掌耳。

孙真人卫生歌

天地之间人为贵，头象天兮足象地。
父母遗体宜宝之，箕裘五福寿为最。
卫生切要知三戒，大怒大欲并大醉。
三者若还有一焉，须防损失真元气。
欲求长生先戒性，火不出兮神自定。
木还去火不成灰，人能戒性还延命。
贪欲无穷忘却精，用心不已失元神。
劳形散尽中和气，更仗何能保此身。
心若大费费则竭，形若大劳劳则怯。
神若大伤伤则虚，气若大损损则绝。
世人欲识卫生道，喜乐有常嗔怒少。
心诚意正思虑除，顺理修身去烦恼。
春嘘明目夏呵心，秋呬冬吹肺肾宁。
四季长呼脾化食，三焦嘻却热难停。
发宜多梳气宜炼，齿宜数叩津宜咽。
子欲不死修昆仑，双手揩磨常在面。
春月少酸宜食甘，冬月宜苦不宜咸。
夏要增辛宜减苦，秋辛可省但教酸。

季月少咸甘略戒，自然五脏保平安。
若能全减身康健，滋味偏多无病难。
春寒莫放绵衣薄，夏月汗多宜换着。
秋冬衣冷渐加添，莫待病生才服药。
惟有夏月难调理，伏阴在内忌冰水。
瓜桃生冷宜少餐，免至秋来成疟痢。
心旺肾衰宜切记，君子之人能节制。
常令充实勿空虚，日食须当去油腻。
大饱伤神饥伤胃，大渴伤血多伤气。
饥餐渴饮莫太过，免致膨脝损心肺。
醉后强饮饱强食，未有此身不生疾。
人资饮食以养生，去其甚者将安适。
食后徐行百步多，手搓脐腹食消磨。
夜半灵根灌清水，丹田浊气切须呵。
饮酒可以陶情性，大饮过多防有病。
肺为华盖倘受伤，咳嗽劳神能损命。
慎勿将盐去点茶，分明引贼入肾家。
下焦虚冷令人瘦，伤肾伤脾防病加。
坐卧防风来脑后，脑内入风人不寿。
更兼醉饱卧风中，风才着体成灾咎。
雁有序兮犬有义，黑鲤朝北知臣礼。
人无礼义反食之，天地神明终不喜。
养体须当节五辛，五辛不节反伤身。
莫教引动虚防发，精竭荣枯病渐侵。
不问在家并在外，若遇迅雷风雨大。
急须端肃畏天威，静室收心宜谨戒。
恩爱牵缠不自由，利名索绊几时休。

放宽些子自家福，免致终年早白头。

顶天立地非容易，饱食暖衣宁不愧。

思量无以报洪恩，晨夕焚香频告解。

身安寿永福如何，胸次平夷积善多。

惜命惜身兼惜气，请君熟玩卫生歌。

陶真人卫生歌

世言服灵丹，饵仙药，白日而轻举者，但闻而未见也。至于运气之术，甚近养生之道。人禀血气而生，故《摄生论》云：摄生之要，在去其害生者。此名言也。予所编此歌，盖采诸家养生之要，能依而行之则获安乐，若尽其妙，亦长生之可觊。今着其歌于下：

万物惟人为最贵，百岁光阴如旅实。

自非留意修养中，未免病苦为心累。

何必飧霞饵火药，妄意延龄等龟鹤。

但于饮食嗜欲间，去其甚者将安乐。

食后徐徐行百步，两手摩胁并腹肚。

须臾转手摩肾堂，谓之运动水与土。

仰面仍呵三四呵，自然食毒气消磨。

醉眠饱卧俱无益，渴饮饥飧犹戒多。

食不欲粗并欲速，只可少餐相接续。

若教一饱顿充肠，损气伤脾非汝福。

生餐粘腻筋韧物，自死牲牢皆勿食。

馒头闭气宜少餐，生脍偏招脾胃疾。

鲊酱胎卵兼油腻，陈臭腌菹尽阴类。

老衰莫欲更餐之，是昔寇兵无以异。

多㷄之物须冷吃，不然损齿伤血脉。

晚食常宜申酉前，向夜徒劳滞胸膈。

脾好音乐，夜食则脾气不磨，为音响断绝故也。周礼所谓乐以侑食。盖脾好音声，丝竹耳才，闻脾即磨矣。是以声音皆出于脾，而夏月夜短尤宜忌之，恐难消化故也。

饮酒莫教令大醉，大醉伤神损心志。

渴来饮水兼啜茶，腰脚自兹成重坠。

酒虽可以陶情性，通血脉，自然招风、败肾、烂肠、腐胁莫过于此，饱食之后尤宜戒之。饮酒不宜盆及速，恐伤破肺。肺为五脏之华盖，尤不可伤。当酒未醒，大渴之际，不可吃水及啜茶，多被酒引入肾脏，为停毒之水。遂令腰脚重坠，膀胱冷痛兼水肿、消渴挛臂之疾。大抵茶之为物，四时皆不可吃。令人下焦虚冷，惟饱食后吃两杯不妨，盖能消食故也。饥则尤宜忌之。

尝闻避风如避箭，坐卧须当预防患。

况因食后毛孔开，风才一入成瘫痪。

凡坐卧处，始觉有风，宜速避之，不可强忍。且年老之人，体竭内疏，风邪易入，始初不觉，久乃损人。故虽暑中，不可当风取凉，醉后操扇。昔有学道于彭祖而苦患头痛，彭祖视其寝处有穴，当其脑户，遂塞之后即无患。

视听行坐不必久，五劳七伤从此有。

久视伤心损血，久坐伤脾损肉，久卧伤肺损气，久行伤肝损筋，久立伤肾损骨。孔子所谓“居必迁坐”以是故也。

人体亦欲得小劳，譬如户枢终不朽。

人之劳倦有生于无端，不必持重挽轻仡仡终日，于是闲人多生此病，盖闲乐之人，不多运动气力，饱食坐卧，经脉凝滞，气血壅塞使然也。是以贵人貌乐而心劳，贱人心闲而貌苦。贵人嗜欲不时，或昧于忌犯，饮食珍馐，便乃寝卧，故常须用力，但不至疲极。所贵荣卫流通，血脉调畅,譬如水流不腐,户枢动而不朽。

卧不压迹觉贵舒,饱则入浴饥则梳。

梳多浴少益心目,默寝暗眠神晏如。

卧宜侧身屈膝,益人心气,觉舒展则精神不散。盖舒卧则招魂引魅,孔子寝不尸,盖谓是也。发多梳则去风明目,故道家晨梳常以百二十为数。浴多则损人心腹,令人倦怠。寝不言者,为五脏如钟磬然,不悬则不可发声。睡当灯烛,令人神不安。

四时惟夏难将摄,伏阴在内腹冷滑。

补肾汤药不可无,食物稍冷休哺啜。

夏一季是人充精神之时,心旺肾衰,肾化为水,至秋乃凝,及冬始坚,尤宜保惜。故夏月不问老少,悉吃暖物,至秋即不患霍乱吐泻腹中常暖者,诸疾自然不生,盖元气壮盛也。

心旺肾衰何所忌,特忌疏通泄精气。

寝处尤宜绵密间,宴居静虑和心气。

月令仲夏之月,君子斋戒处必掩身,毋躁二声色;毋或进薄滋味,毋致和,禁欲嗜,定心气。

沐浴盥嗽皆暖水,卧冷枕凉俱勿喜。

虽盛暑冲热,若以冷水洗面、手即,令人五脏干枯少津液,况沐浴乎! 凡枕冷物,大损人目。

瓜茄生菜不宜食,岂独秋来多疟痢。

茄性至冷菜瓜,虽治气又能昏人眼目,驴马食之即日目烂。此等之物,大抵四时皆不可食,不独夏季。老人尤宜忌之。

伏阳在内三冬月,切忌汗多阳气泄。

天地闭,血气藏,纵有病亦不宜出汗。

阴雾之中无远行,暴雨震雷宜速避。

昔有三人冒雾早行,一人空腹,一人食粥,一人饮酒,空腹者死,食粥者病,饮酒者健。盖酒能御霜露,辟邪气故也。路中遇暴雨、震雷、晦瞑，宜入室避之，不尔，损人当时未觉，久则成患。

不问四时俱热酒，大药不须难入口。

五味偏多不益人，恐随脏腑成灾咎。

五味淡薄，令人爽，稍多随其脏腑各有损伤。故酸多伤脾，辛多伤肝，咸多伤心，苦多伤肺，甘多伤肾。此乃五行自然之理，初伤不觉，久乃成患。

道家更有养生法：第一令人少嗔恶，秋冬日出始求衣，春夏鸡鸣宜早起。

春夏宜早起，秋冬任晏眠；晏忌日出后，早忌鸡鸣前。

子后寅前寝觉来，瞑目叩齿二七回。

吸新吐故无人悟，咽漱玉泉还养胎。

水之在口曰毕池，亦曰玉泉。《黄庭经》曰：玉泉清水灌灵根，子若修之命长生，远磨《胎息论》曰：凡服食，须半夜子后，床上瞑目盘坐，面东呵出腹内旧气三两口，然后停息，便于鼻中微纳清气数口。舌下有穴，通肾窍。用舌柱上腭存息少时，津液自生，灌漱满口徐徐咽下，自然灌注五脏，此为气归丹田矣。如子午前后不及，但寅前为之亦可。卧中为之亦可，但枕不甚高可也。汉帝年百二十岁，日甚精壮，言朝朝食玉泉，扣齿二七，名曰“炼精”。后汉王真常嗽舌下玉泉咽之，谓之“胎息”。孙真人曰：发宜多栉，手宜在面，齿宜数叩，津宜常咽，气宜精炼。此五者即《黄庭经》所谓“子欲不死，修昆仑耳”。

热手摩心熨两眼

每熨二七遍，使人眼目自无障翳，明目去风无出于此。亦能补肾气。

仍更揩擦额与面

频拭额谓之“修天庭”，连发际二处遍面上自然光泽。如有皯点者宜频拭之。

两指立将摩鼻茎

鼻茎两边揩二三十数，令表里俱热，所谓“灌溉中岳，以润于肺”。

左右耳根筌数遍

筌耳即摩耳轮也。不拘数遍，所谓“修其城郭，以补肾气，以防聋聩也”。

更能干浴遍身间，按胜时须纽两间。

纵有风劳诸冷气，何忧腰背复拘挛。

大凡人坐，常以两手按胜，左右纽肩数十。

嘘、呵、呼、嘻、吹及呬，行气之人分六字。

果能依用口诀中，新旧有疴皆可治。

声色虽云属少年，稍知樽节乃无愆。

闭精息气宜闻早，莫使羽苞火中燃。

古人以色欲之事，辟之凌杯以盛汤，羽苞以蓄火，有能操履长，方正于名，无贪利，无竞纵，向歌中未能行，百行周身亦无病。

老子云：善摄生者，陆地不避凶虎，此道德之助也。

邹朴庵《玉轴六字气诀》

《道藏》有“玉轴经”，言五脏六腑之气因五味熏灼不和，又六欲七情积久生病，内伤脏腑，外攻九窍以致百骸受疾。轻则瘤癖，甚则盲废，又重则丧亡。故太上悯之，以六字气诀治五脏六腑之病。其法：以呼而自泻出脏腑之毒气，以吸而自采取天地之清气以补之。当日小验，旬日大验，一年后万病不生，延年益寿。卫生之宝，非人勿传。

呼有六，曰：呵、呼、呬、嘘、嘻、吹也。吸则一而已，呼有六者何以呵字治心气？以呼字治脾气？以呬字治肺气？以嘘字治肝气？以嘻字治胆气？以吹字治肾气？此六字气诀分主五脏六腑也。凡天地之气，自子至巳为六阳时，自午至亥为六阴时，如阳时则对东方，勿尽闭窗户，然忌风入及解带。正坐扣齿三十六，以定神光，搅口中浊津漱炼二三百下，候口中成清水即低头向左而咽之，以意送下。喉汩汩至腹间即低头开口，先念呵字，以吐心中毒气，念时耳不得闻呵字声，闻即气岔反损心气也。念毕低头闭口，以鼻徐徐吸天地之清气以补心气，吸时耳不得闻吸声，闻即气岔亦损心气也。但呵时令短，吸时令长，吐少纳多也。吸讫即又低头念呵字，耳复不得闻呵字声，呵讫又仰头以鼻徐徐吸清气以补心，亦不可闻吸声。如此吸者六次，即心之毒气渐散，又以天地之清气补之，心之元气亦渐复矣。

再又以此式念呼字，耳亦不可得闻呼声，又吸以补脾耳，亦不得闻吸声。如此吸者六次，所以散脾毒而补脾元也。次又念呬字以泻肺毒，以吸而补肺元，亦须六次。次念嘘字以泻肝毒，以吸而补肝元。嘻以泻胆毒，吸以补胆元，吹以泻肾毒，吸以补肾元。如此者并各六次，是谓小周。小周者，六六三十六也。三十六者，一次周天也。一周而六气，遍脏腑之毒气渐消，病根渐除，而祖气渐完矣。

次看是何脏腑受病，如眼病即念嘘，嘻二字各十八遍，仍每次以吸补之，总之为三十六讫，是为中周。中周者第二次三十六通，为七十二也。次又再根据前呵、呼、呬、嘘、嘻、吹六字法，各为六次，并须呼以泻之，吸以补之，愈当精处不可怠废。此第三次三十六也，是为大周。即总之为一百单八次，是百八诀也，午时属阴时，有病即对南方为之。南方属火，所以却阴毒也。然又不若子后、巳前、面东之为阳时也。如早床上面东，将六字各为六次，是为小周亦可治眼病也。凡眼中诸症，惟此诀能去之，他病亦然。神乎！神乎！此太上之慈旨也。略见《玉轴真经》，而详则得之师授也。如病重者，每字作五十次，凡三百则六腑周矣。乃漱炼咽液，叩齿讫，复为之又三百次讫，复漱炼咽液叩齿如初，如此者三，即通为九百次，无病不愈。秘之！秘之！非人勿传。孙真人云：天阴、雾、恶风、猛寒斯时勿取气，但闭之耳。

阴阳烹炼秋石服饵诀法

九转秋石还元论

夫秋石者，非人间五金八石、草木灰霜、银铅砂汞之所为也。实乃还元之至宝。产自形中，出于脏腑，方宗《道藏》法。按本草号曰：金丹，众药之先，出乎自然，生自太极，产自先天，人莫能知，鬼莫能测，分男女于五行，禀阴阳于四象。安炉立鼎，补坎填离，津液长生于华池，众脉流通于水道，体乾道发昭彰，顺坤道应乎有节，取至药则气和平，彻元阳而归四体。调和四体，运于宫中，昼夜锻炼炼，水火烹煎，结成一物，号曰金晶。开炉而紫粉凝霜，起鼎而黄芽发耀，坎若意密水火烹煎于三白，离如情舒火龙行周于半夜，天地交合，以降甘露，蠢动含灵，无非一气而变成者也。一气者，天地还丹之宗，三才之首，神明之旨，如此而成金液大还丹矣。世之论秋石者，不辨阴阳，不明火候，不厘清浊，妄取混杂之物而为大丹之首。难乎！其为道也。昔黄帝提龙虎而美金华，轩辕铸九鼎号曰白雪，茅君炼魂魄而为淮南王，判坎离而名秋石，此上古圣人以秋石服之，玉体而得长生。采阴阳而补肌骨，烹阳魂而接性命，炼阴精而得飞升，乃诸仙之丹药，服食之根源，赖玄牝而成丹，得水火而既济，天魂地魄擒归于戊巳炉中。兔髓乌丹，撒藏于乾坤鼎内，是无质中生质之运丹。乃是有还元之大药，南栖定刻设法象于空中，北苑论时拆精华于器内，神龙取蚌，承时节而论。仙兔吐精华，待子初而自下，此乃圣人口传心授之法。取其甘露而配其白石，先天一气，混沌元精从此而立。其秋石服之，降邪火，生津液，分滞气，化顽痰，理脾健胃，止嗽爽神。其味咸而体润，其性温而不燥，大助元阳，善补虚惫，亦治九种之痨。

能烧三尸之鬼，有返魂定魄之功，有健体轻身之力，能助阳而换骨，善起死以回生。其秋石不问百病，服之则除，不比有形质之物。朱砂、水银炼成外丹，服之则存留五脏，饵之则促彼天年。此药夺天地之造化，吸日月之精华，运阴阳而泻离坎，进九转而成白雪。大道无穷，世人焉得而知哉？淮南王曰：初九潜龙兼下手，黑中取白无中有，总是先天气结成，水军火将休离走。轩辕云：采战之时应有节，还当十五中秋刻。魂往空中含气精，一轮皎洁阴精泄。黄帝云：香从臭里出，甘向苦中来。茅君云：神仙是何物？无限树下美金华。由是观之，见秋石有功于人者大矣。此秋石则宜频服，服久则传经络，入心养血，入肝明目，入脾长肉，入肾生精。饵之自效，至圣、至灵，日久而归乎长生之道。呜呼，美哉！

白玉蟾真人秋石歌

秋石诀，秋石诀，谨守至言休漏泄。
知君夙世有仙风，教把天机对君说。
安炉立鼎法乾坤，高筑坛，名山泽。
炼真铅，色有别，时当午夜中秋节。
竟上南楼玩月华，一轮五彩光渊澈。
秋求玉兔脑中精，石取金乌心内血。
只此二物结灵丹，至道不繁无扭捏。
火取日，水取月，又与诸家闻各别。
内行符火合天机，攒簇阴阳人莫测。
青凤飞归混沌窝，白龟钻入昆仑穴。

龙虎驯婴儿,越黄婆巧弄千般舌。
一时会合入兰房,夫妇交欢情定热。
曰取补灵胎,结胎完耿耿紫金色,
脱胎换骨,象盈亏转制,抽添按圆缺。
紫霞紫绶紫灵芝,红似日轮鲜赫赫。
一厘能点一斤金,一粒遐龄千万,
结功成幸,满天诏宣,凤化鸾飞并援擢。
吾今一一说与君,只恐多言反疑惑,
得之之难默默行,他年名挂黄金阙。

阳炼秋石法

童便不拘多少,用锅熬将干,量入稻草灰或荞麦灰,收干待其锅一红,便取起捣碎。又用净锅入清水再煮。看其大沸,用箕一个,上用好棉纸三张,将锅内药水滤过,去灰如澄清一般。再用铜锅或铜铫一个洗净,入煎过澄清水再熬成丹待干,日晒夜露旬日听用。

阴炼秋石法

用瓦缸一双,上中下凿三孔,用布塞了,方入童便,不拘多少。将桃、柳枝如打靛一般,如此者千余下。四五遍后,放真正滑石末七八钱,撒入缸内,或寒水石一块,不打碎放入缸下,待其澄清。自上中下放去清便,亦如上中下搅三次,去其清便后入清水,放入缸内,仍照前打搅三次,去其水,尽将原清汁取上,谅入人乳,露一夜晒干听用。或为丸,用白松糕丸亦好。每日空心,上午、下午临卧,任意滚水点服。

三丰张真人进红铅方并序

夫金丹延命,上古流传之秘术也。其妙不外乎阴阳真一交媾而成。

苟非心志之专，遇明师授受之真焉能夺造化之机而延寿命于无疆也。嘻！今之学长生者，莫不以草木金石修合，自称玄妙，以为真丹。盖异类杂物与人身自不相契，岂有假补真而能成功者也。殊不知人禀天地真一之气，阴阳纯粹之精，能顺时养育，以真一补气，则真气和合，而寿命自延矣。《丹经》云：竹破还将竹补，哺鸡当以卵为。又云：阳衰阴补，树衰土培。又云：抽将坎位心中实，点化离宫腹内阴。此皆以真补真之喻也。岁辛丑，寓岱狱得遇真人，道及《内丹真诀》又示三丰张真人进红铅内丹一册而玩味之，则昔日之疑一旦豁然而贯通矣。嘻！红铅真阳也，秋石真阴也，以阴阳真一之气滋补元气。斯婴儿之见老母，情性和合，真一合而元气凝，寿命延长，立可必矣。子嘉其妙，遂专意修合，服有灵验，而身体康强，有病悉去。乃知红铅妙术，真夺造化之机。岂他金石草木可仿佛其万一耳。

鸣呼！吾何幸？恭遇明师之真传也。故书此以俟后之同志者有所征信。云望道散人识。

内丹

红铅（晒干一钱）秋石（一钱）人乳（晒干一钱）

上红铅、秋石、乳汁各制为末，乳汁和为丸如黍米大。每服一丸，沉香乳香汤送下。如觉醉，只服乳汁。俟苏醒照前服之，服尽三钱，再服后药。

取红铅法

用无病室女月经，首行者为最，次二三者为中，四五为下。取法：以黑铅打一具如道冠样，候月信动时即以此具置阴户上，以软绢兜住，如有即取之约一二钟许，沉底红如朱砂者，此为母气，真元也。其面上有黄色浮起，此为发水，即用棉纸轻轻拖渗去，只将沉底荡干听用。

制红铅法

先将瓷盆一个煮一伏时，趁热取出即投红铅于内自干，制乳亦然。先将红铅半斤，用黑铅作盒，盛养人乳二斤，牛乳二升，酥油一斤，制法照前，秋石半斤。

上五味将细布包定再用鲁绵裹之，以糯米三斗淘净浸透，入甑，拨开窝，以药放窝中，蒸之以米熟为度，候冷取出，药和为丸。如干再添人乳。和之丸为三百六十丸。其饭就用白酒曲造成酒，候酒熟用四料瓶十二个盛之，札紧煮熟听用。以应十二月数。每日清晨用药一丸，就以此酒送下，以应周天数也，此药符天机造化，其妙难以尽述，慎勿妄传。秘之！

蟠桃酒

治证大略同前。用美味与十五六岁室女食养。春三月，秋八月，采园中桑叶晒干，再用甘草、漏芦、白苑花各等分为末。用初生男乳汁调三钱与女子服之。后用甘草、桂皮、乳香各少许，煮雄猪前蹄十分烂，去骨与女子食之，一二日乳极盛。后再用为末，每用少许涂乳头上，引乳出，洗去甘遂听用。或取下用乳香少许为丸，如黍米大，每用三五十丸，空心温酒送下。欲散用川山甲、紫梢花各一钱为末，酒调下即散，此返经为乳法也。

又蟠桃酒

治症同前。

兔粪（四两）大力子（一两）磁石（飞一两）黑铅（一两）辰砂（天葵草伏过五钱）甘草（五钱）

上为末，炼蜜为丸，每丸重一钱。每服一丸，酒化与十五六岁无病女子服之，浓酒任醉，柔乳房吮之，即蟠桃酒也。

仙方紫霞杯(一名芙蓉锭)

治虚损五劳七伤,能回阳祛阴,大有效验,功难尽述。

用舶上硫黄,不拘多少,益母草烧灰淋汁煮干,化开再煮,如此九次听用。制硫诀云:若要金硫实死,须将制伏灰霜;吾今泄破草生香,织就人穿身上。

秘密烧灰取汁,惟恐漏泄春光,九熬九澄似水霜,去垢除痰是上。上调西江月。右硫制就为末,水丸黍米大,即金液丹也。加后药即成锭,或倾作杯,即紫霞杯也。

制过硫黄(一两)白茯神(去皮心五钱)远志(去心五钱)川椒(去目炒出汁三钱)真赤石脂(五钱)石乳(二钱)大辰砂(甘草煮五钱另研)沉香(二钱)大茴香(二钱)莲蕊须(一两未开者佳)先春蕊(一两立春后不用)

上为末,将硫黄化开和匀即成锭,酒磨服或倾成杯子,注酒饮之,此用累效。乃吴澹斋先生口传也。

制玄明粉方序

大唐玄宗时,终南山有一道人,寿高三百余岁。帝宣而问之,对曰:臣常服玄明粉,故获其寿。帝试之,果有功效,因赐名,流传于世。此药煅炼最妙者白色,余色不可用!服之诸病皆除,不分远年近日风毒虚寒等疾,并皆治之,无有不效。晕病轻重,各随引下加减用之。若要宣泻,先用桃花汤或葱白汤。如未宣通更饮一碗或半碗,每日空心或晚,随病用引调下。常服四十九日,一次久病皆除,沉积退去,渐觉身轻体健。若能常服不断,益寿延年,永保长生,不避寒暑,面似童子,须发白而返黑,其功不可尽述。

炮制玄明粉法

取好真玉朴硝一味，此物是太阴之精，亦取南方丙火，北方癸水，三家相见炼成丹。也每料用朴硝五斗，水三桶，萝卜五斤，切作片子同入铁锅内煅炼，一明取出，滤滓澄清五七遍，至晚于星月下露至天明，瓦盆内自然结成青白块子，去水控出，用瓷小罐盛之，按实入八卦炉中，先文后武，从慢至紧自然成汁，煎后不响，再加顶火一煅。如此一昼夜待冷，取出捣罗为末。于净地上放药，用新瓦盆一个合之，以去火毒为度。后为末，每一斤入甘草、生熟各一两，为末同搅匀，临睡斟酌用之，或一钱或二钱，桃花煎汤，或葱白煎汤下此药。大治邪热所干，膈气上满，五脏格涩。此朴硝本性。还温无毒煅炼之法有八件紧要，详切于后：一澄清硝，二去咸味，三安炉灶，四固鼎气，五升火候，六闭火门，七去火毒，八对甘草。

四季服食各用引子

春养肝，黄芪、芍药、川芎汤下；夏养心，白茯苓汤下；秋养肺，茯苓、桔梗汤下；冬养肾，肉苁蓉乌头汤下；其余杂症随症调引下，兹不详录。

养生叙略滋补方论

按《内经》曰：古人治未病不治已病，所以为上工也。夫饮食男女，人之大欲，尤当顺时节，摄勿使过焉。何疾之有？人多昧之，今略述所闻于下：

所谓饮食者，即《内经》云：阴之所生，本在五味；阴之五宫，伤在五味。若五味口嗜而饮食之，勿使过焉，过则伤其止也。谨和五味，骨正筋柔，气血以流，腠理以密，骨气以精。谨道如法，长有天命，此东垣法，枳术丸也。所谓男女者，即《内经》云：无阳则阴无以生，无阴则阳无以化。此天地自然之妙用，人道之大本也。但此为爱河欲海，上智之士对景忘情，形须交而精不摇，气虽感而神不动，以逸待劳，以静待哗，以色为空，以无为有，夺得至宝，能增寿源。世降以来，民生多溺而乐与乐取，况其情欲无涯此难成易亏之阴精，若之何而可以供给耶？此丹溪补阴丸所由立也。又按冠氏曰：人之未闻道者，放逸其心，迷于生乐，以精神徇智巧，以忧畏徇得失，以劳苦徇礼节，以身世徇财利。四徇不去，心为之疾矣。极力劳形，燥暴气逆，当风纵酒，食嗜辛咸，肝为之病矣。饮食生冷，温凉失度，久卧、太饱、太饥，脾为之病矣。久坐湿地，强力入水，纵欲房劳，三田漏溢，肾为之病矣。呼叫过常，辨争倍答，冒犯寒暄，恣食咸苦，肺为之病矣。五病既作故，未老而羸，未羸而病，病至则重，重则必毙，呜呼！此皆不思妄行而自取之也。卫生君子能慎此五者，更悟饮食、男女二论，可以终身无病矣。经曰不治已病治未病，此之谓也。

饮食论

人知饮食，所以养生，不知饮食失调亦能害生。故能消息使适其宜，是贤哲防于未病。凡以饮食，无论四时，常欲温暖。夏月伏阴在内，暖食尤宜，不欲苦饱。饱则筋脉横解，肠癖为痔，因而大饮，则气乃大逆。养生之道，不宜食后便卧，及终日稳坐，皆能凝结气血，久则损寿。食后常以手摩腹数百遍，仰面呵气数百口，趑趄缓行数百步，谓之消食。食后便卧，令人患肺气、头风、中痞之疾。盖荣卫不通，气血凝滞故尔。是以食讫当行步，踌躇有作修为，乃佳，语曰：流水不腐，户枢不蠹，以其动也。食饱不得速步、走马、登高、涉险，恐气满而激，致伤脏腑。不宜夜食，盖脾好音声，闻声即动而磨食。日入之后，万响都绝，脾乃不磨食，食即不易消，不消即损胃，损胃即不受谷气，谷气不受即多吐，多吐即为翻胃之疾矣。食欲少而数，不欲顿而多，常欲饱中饥，饥中饱为善尔。食热物后不宜再食冷物，食冷物后不宜再食热物，冷热相激必患牙疼。瓜果不时，禽兽自死，及生鲜煎爆之物，及夫油腻难消。粉粥冷淘之类，皆能生痰动火，疮疡癖并不宜食。五味入口，不欲偏多，多则随其脏腑各有所损。故咸多伤心，甘多伤肾，辛多伤肝，苦多伤肺，酸多伤脾。《内经》曰：多食酸则脉凝涩而变色；多食苦则皮槁毛拔；多食辛则筋急而瓜枯；多食酸则肉胝皱而唇揭；多食甘则骨肉痛而发落。偏之为害如此。故上士澹泪，其次中和，此饮食之大节也。酒饮少则益，过多则损，惟气畅而止可也。饮少则能引滞气，导药力，调肌肤，益颜色，通荣卫，辟秽恶。过多而醉，则肝浮胆横，诸脉冲激，由之败肾，毁筋腐骨伤胃，久之神散魄魂冥不能饮食，独与酒宜，去死无日矣。饱食之后，尤宜忌之。饮觉过多，吐之为妙。饮酒后不可饮冷水、冷茶，被酒引入肾中，停为冷毒，多久必然腰膝沉重，膀胱冷痛，水肿消渴，挛躄之疾作矣。酒后不得风中坐卧，袒肉操扇，此时毛孔尽开，风邪易入，感之令人四肢不遂。不欲极饥而食，饥食不可过饱；饮不欲极渴而饮，渴饮不欲过多。食过多则结积，饮过则成痰癖。故曰：大渴勿大饮，大饥勿大食，恐血气失常，卒然不救也。嗟乎！善养生者，养内；不善养生者，养外。养内者，恬澹脏腑，调顺血气，使一身之气流行冲和，百病不作。养外者，恣口腹之欲，极滋味之美，穷饮食之乐，虽肌体充腴，容色悦泽，而酷烈之气内蚀脏腑，形神虚矣。安能保合太和，以臻遐龄？庄子曰：人之可畏者，衽席饮食之间，而不知为之节，诚过也。其此之谓乎？

枳术丸

《内经》以脾土旺能生万物。此东垣前贤以胃气之法地，故用此方一补一消，制其太过，辅其不足也。

枳实（一两去穰麸炒）白术（二两陈壁土炒）

上为末，荷叶浓煎汁，打老米粉糊为丸，用白汤下七十丸，不拘时服。闽广吴浙湿热地方加山楂肉、神曲、黄芩、黄连、苍术各一两；有痰加半夏、陈皮（去白）、南星各一两；有郁加抚芎、香附、山栀各一两；有热加黄芩、黄连、当归、地骨皮、酒炒大黄（各五钱）。

食物所忌所宜

水味甘淡无毒，大益人，资生日用，不齿其功，故不可一日缺也。酒味辛热，饮之体软神昏，是其有毒也。惟少三五七杯，御风寒，通血脉，壮脾胃而已。若恒饮过多，则熏灼心肺，生痰动火，甚则损肠烂胃，溃髓蒸筋，伤神损寿。酒浆照人无影不可食，酒后食芥辣物，多则缓人筋骨。凡中药毒及一切毒，从酒得者难治，盖酒能引毒入经络故也。

醋多食助肝损脾胃，损人骨，坏人颜色。

茶味苦，气清，能解山岚瘴疠之气，江洋雾露之毒，及五辛炙爆之热，宜少，否则不饮尤佳，多饮则去人脂，令人下焦虚冷。饥则尤不宜用惟饱食后一二茶盏不妨。最忌点盐及空心饮，大伤肾气。古云：空心茶，卯时酒，酉后饭，俱宜少用。食后以浓茶漱口，令齿不败。

粳米过熟则佳，忌与苍耳、马肉同食。冬春堆盒过湿热性，最清脏腑。

糯米久食身软、发风动气。妊娠与杂肉同食，令子生寸白虫。

秫米似黍而小，发风动气，不可常食，亦可造酒。

黍米发宿疾，小儿食不能行。

饴糖进食健胃，动脾风，多食损齿。

食粟米后食杏仁成吐泻，五种粟米合葵菜食之成痼疾。

稷米穄也，发三十六种风疾，不宜食。又不宜同川乌、附子服。

麦占四时，秋种夏收，北方多霜雪，面无寿而益人；南方少霜雪，面有湿热毒而损人。

大麦久食多力健行，头发不白，宜食。能治蛊胀，煎水熏洗立效；

大麦叶消积、健胃、宽中，多服消肾。

荞麦性沉寒，久食动风，心腹闷痛，头眩。和猪肉食落眉发，和白矾食杀人。

白扁豆清胃解毒，久食须发不白，又能解酒毒，及煎炙热毒；黑者泻人。

绿豆清热解毒，不可去皮。去皮壅气，作枕明目。

赤小豆解毒利小便，能逐津液，久食虚人。

青黄杂豆生湿热，不甚益人，合鱼鲊食成消渴。

食大豆忌猪肉炒豆，与十二岁以下小儿合猪肉食令壅气死。豆作

酱最佳，若纯以面麦作酱，不宜，能减药力。

芝麻压油炼熟，宜食，能解诸毒。黑芝麻炒食不生风疾，有风人食之遂愈。

胡麻服之不老，耐风寒，补衰老。九蒸九晒为末，枣丸服，治白发返黑。

葵菜同鲤鱼食，害人，食生葵发一切宿疾，服百药皆忌食。

生葱与蜜同食作胀，下利腹痛。烧葱同蜜食壅气死。葱与鸡雉、白犬肉同食，九窍出血，死。大抵葱功只能发汗，多食则昏人神。

韭，病患少食，多食助阳，昏神暗目，酒后尤忌。亦不可与蜜同食，共牛肉食成瘕。未出土为韭黄，滞气动风不宜食。

薤生痰涕动邪火，反牛肉。

蒜惟辟恶气，快胃消滞，久食生痰动火，伤肝损目弱阳。食蒜行房伤肝气，令人面无颜色。

胡荽久食令人健忘，根大，损阳、滑精、发痼疾。

白萝卜消痰下气，利膈宽中，久食耗肺气，生食渗人血，忌与人参、

地黄同食,令人须发易白。

芥菜多食动风发气,忌与兔肉同食。

红白苋多食动气生烦闷,共鳖及蕨食生鳖瘕。

鹿角菜久食发病,损经络,少颜色。

菠菜多食滑大小肠,久食脚软腰痛。菠菜性滑发痔。

芹生高田者,宜食,和醋食损齿,赤色者害人。

苦荬夏月食益心,生食损脾,蚕妇勿食。

莴苣利水,久食昏人目。

莙荙菜多食动气。

蕨久食滑精,令人脚膝无力,眼昏多睡,鼻塞发落。生食成蛇瘕。

茄性冷,多食发疮动气,秋后食损目。

冬瓜利水,多食动胃火,令人牙龈肿,齿痛,又令阴湿痒,生疮发黄疸。九月勿食。老人中其毒,至秋为疟痢。

一切瓜苦有毒,两鼻两蒂者害人。

瓠子滑肠冷气,人食之反甚。葫芦匏有人小毒,多食令人吐,烦闷。苦者不宜食。

紫菜多食发气、腹痛,饮少醋即解。

茭白不可合生菜食,合蜜同食发痼疾,损阳气。

诸笋消痰动气发病。苦笋主不睡,主面目并口热舌黄,消渴、明目、解热毒,多食令人嘈杂。

菌,地生者是。木生为糯、为木耳、为蕈。新蕈有毛者,下无纹者,夜有光者,欲烂无虫者,煮讫照人无影者,春夏有蛇虫经过者,误食皆杀人。若食枫树菌者,往往笑不止而死。犯者掘地为坎,投水搅取清者,饮之即解。木菌惟楮、榆、柳、槐、桑、枣六木之耳可食。然大寒,滞膈,难消,少食。余如前所云者皆杀人。如赤色,仰而不覆者,及生田野者皆毒。

甘露子不可多食,生寸白虫,与诸鱼同食翻胃。

茱萸惟冬寒月可食，六七月食之伤神气。

茼蒿多食令人气满。

莳萝醒脾可食，其根误食杀人。

蔓青菜中之最益人者，常食通中益气，令人肥健。

鸡头子名芡实，生不宜食，熟能益肾固精，亦可疗饥。

山药凉而补脾；薯蓣功亚山药而补脾亦妙。

芋奶、茨菰并可充饥，冬月食不发病；田园多种，可以救荒。然茨菰多食动冷气，令人腹胀，小儿食脐下痛。

生姜专开胃，主呕吐，行药滞，制半夏毒。谚云：上床萝卜下床姜。盖夜食萝卜则消酒食之滞，清晨食姜能开胃口，御风敌寒，解秽。九月九日勿食，伤人损寿。

莲子和脾补胃，宜煮熟去心食，生食令人腹胀，不去心令人呕。

藕久服轻身耐老，生食清热破血除烦渴，解酒毒；熟食补五脏，实下焦，与蜜同食令腹脏肥，不生诸虫。

菱多食，冷脏伤脾，熟食稍补。

枣生食动脏腑，损脾作泻，与蜜同食损五脏，蒸熟食补脾，和诸药。中满腹胀忌食。

梅子生津止渴。多食坏齿损筋。

樱桃多食发暗风，伤筋骨，小儿多食作热。

橘与柑，酸者聚痰，甜者润肺，不可多食。

橙皮多食伤肝，与槟榔同食头旋恶心。

杨梅多食发热损齿。

杏子多食伤筋骨，仁泻肺火，消痰下气，止嗽。久服目盲损须发，动宿疾，双仁者杀人。

桃损胃，多食作热，仁破血润大肠，双仁者亦杀人。

李发疟，食多令人虚热，和白蜜食伤人五内，不可临水啖及与雀肉同食，皆损人。李不沉水者，大毒，勿食！

梨治上焦热，多食寒中，产妇金疮人勿食，令痿，困其性益齿而损脾胃。病患虚人多食泄泻、浮肿。正二月不可食。有人家生一梨，其大如斗，送之朝贵，食者皆死。考之，树下有一大蛇，聚毒于此。盖凡物异常者，必有毒，切不可食。

石榴生津，多食损肺及齿。

栗生食难消化，熟食滞气。灰火煨，令汗出，杀其木气；或曝干炒食略可。多食气壅，患风气人不宜食。

柿干者性冷，生者尤冷，惟治肺热，解烦渴。多食腹痛。

白果，生引疳，解酒，熟食益人，不可多食。小儿未满十五，食者发惊搐。

胡桃即核桃仁。补肾利小便，动风动痰，脱人眉，同酒肉食令人咯血。若齿豁，并酸物伤齿者食之即好，皮捣自然汁能乌须发。

枇杷多食发痰热。

榧子能消谷助筋骨，行荣卫，明目轻身，润肺止嗽，多食滑肠。

榛子益气力，宽肠胃。

松子润燥明目，生痰。

葡萄生津止渴，干者发痰动嗽，病人少用。一切诸果核有双仁者并害人。

甜瓜多食发痼疾，动虚热。沉水者、双蒂者并杀人。

西瓜利水，善解暑毒，消烦渴；多食作泻痢，南人尤忌。凡生果停久有损处者，不可食。

甘蔗解酒毒，多食鼻衄。

沙糖多食心痛，鲫鱼同食成疳，葵同食生流癖，笋同食成食瘕。

小儿不宜食，生疳热，损牙。

猪肉虽世常用，不宜多食，发风生痰动气，白猪白蹄青爪者不可食，猪肾理肾气，多食反令肾虚，少子。猪心损心，猪肝助肝气，大小肠滑肠。猪肉合羊肝食，令人烦闷；猪脑损阳，临房痿弱不举；猪嘴并耳，助风尤毒。

羊肉补虚发气，与参、芪同功。和鲊食伤人心脑，食之损精少子。羊肝明目，肺发气，羊心有孔者，食之杀人。羊肝有窍，羊有独角，黑头白身，者皆不可食。猪、羊血损血，六月勿用羊肉。

黄牛大补脾胃，五脏血能补血，乳能补中养血，但不宜与醋同食。凡黑牛白头独肝者，不可食。盛热时卒死者，及瘟死者极毒，杀人，非惟不可食，闻其气亦害人。

马肉无益不可食，马汗气及毛误入食中，害人。凡有汗、阴疮者，近之杀人。

驴肉动风发痼疾。

骡肉动风发疮，脂肥者尤甚。食骡肉不可饮酒，致暴疾，杀人。

犬肉大热，助阳暖下元，食者忌茶。白犬虎纹，黑犬白耳，畜之家富贵；班青者，识盗贼则吠；纯白，不可畜。春末夏初，犬多发狂，被啮者害人，宜预防之。

鹿肉五月勿食，鹿血大补人血，肉不甚补反痿人阳，服药人忌食鹿肉，以其食解毒之草故也。

獐肉六、七、八至十一月食之胜羊肉，余月发风动气。

麂肉发痼疾，以其食蛇也。

猫肉补阴血，能治痨瘵瘫疾，瘰疬、杨梅、毒疮久不收口者，皆宜食。

兔肉八月至十一月可食，多食损阳。兔死而眼合者，食之害人，独目兔不可食。

獭肉伤阳，獭肝治肝积。

大抵禽肝青者，兽赤足者，有岐尾者，肉落地不沾尘者，煮熟不敛水者，生而敛者，煮不熟者，禽兽自死无伤处者，犬悬蹄肉中有星如米者，羊脯三日已后有虫如马尾者，诸肉脯米瓮中久藏者，皆有大毒，杀人。孔圣云"鱼馁肉败不食"是也。

鸡黄者宜老人，乌者宜产妇；具五色者尤佳。鸡六指玄，鸡白头四距，鸡并野禽，生子有八字纹者，或死不伸足、口目不闭者，俱不可食。乌鸡合鲤鱼食，生痈疽。鸡子败血不宜多食，小儿大忌。老鸡头，大毒腺，鸡善啼，肉毒。山鸡畜之禳火灾。

雉即野鸡，损多益少。

鸭老善嫩毒，黑鸭滑肠发痢，脚气人不可食。

白鸭补虚，六月忌食。鸭目白，杀人。鸭卵多食发疾，不可合蒜、李、鳖同食。野鸭九月以后宜食，不动气。热疮久不好者，多食即好。

鹅发痼疾，白动气疮，发疮疖，卵尤不可食。

鹌鹑，《木草》云：虾蟆化也，痢疾宜用。与猪肝同食而生黑子，与菌同食发痔。

雀不可与诸肝酱同食，妊妇忌食。粪和干姜等分，为末，蜜丸服，令人肥白。

鸽虽益人，病患服药勿食，减药力。

鲤鱼发风热，五月勿食。

鳜鱼有十二骨。每月一骨，毒杀人，犯者取橄榄仁末，流水调服即解。

白鱼发脓，有疮疖人勿食。

鲫鱼养胃，冬月宜食，春勿食，头中有虫也。子与麦门冬同食杀人。

鲭鱼及鲊，服二术忌食。

鲥鱼生疳发痼疾。

鲂鱼发疳痢，忌食。

鲟鱼发诸药毒，鲊不益人，合笋食患瘫痪，小儿食之成瘕。

鲈鱼多食发痃癖。

豚鱼有损无益，有大毒；浸血不尽有紫赤斑眼者，及误破肠子者，或修治不如法，误染屋尘者，皆胀杀人，肝与子大毒，切忌！误犯者以橄榄汁或芦根汁解之。

鳝鱼大冷，多用生霍乱。

鲇鱼、鱼皆滑肠动火。

鳗鱼、鲡鱼、鳖皆清热去劳。背壳单棱者为鳖，双棱者为团鱼，不益人。夏月以鳗鱼室中烧之，蚊蚋即化为水。烧其头骨于床下，木虱皆死。置其骨于衣箱及毡物中，断蛀虫。白鱼，一切鱼犯荆芥，犯者杀人。凡鱼有异色者，皆不可食。凡鳖，目大赤足或三足，独目、白目，腹下红或生王字形，或有蛇纹者，蛇化。切不可食！

蟹性极冷，易成内伤腹痛，动风疾。背有星点，脚生不全，独螯独目，足斑目赤，腹下有毛，腹中有骨者，并杀人。

鲫发风动气，无须者勿食。

螺大寒，解热醒酒，作泻。

蚶利五脏。健脾。

蚬多食发嗽。消肾。

淡菜即海壳，多食烦闷。

凡诸肉汁，藏器中，气不泄者，有毒；食之令人腹胀作泻。以铜器盖，汁滴入者亦有毒。

铜器内盛水过夜不可饮。

坛瓶内插花宿水，有毒杀人，不可饮。

饮食于露天，飞丝堕其中，食之喉肿生泡。

穿屋漏水，食之生癥瘕。

暑月瓷器，烈日晒热者，不可便盛食物，令人烦闷。

盛蜜瓶作鲊，鲊瓶盛蜜，俱不可食，令人胀吐。

诸肉、鸡、鱼经宿不再煮，勿食！作腹胀吐泻。

凡祭神肉目动，祭酒自耗者，皆不可食。

诸禽兽脑，败阳滑精不可食，惟牛脑益妇人。

解饮食诸毒

食豆腐中毒，萝卜汤下药可愈。

中蕈毒，饮地浆水解之。

中诸菜毒，用甘草、贝母、胡粉等分为末调服及小儿溺皆能解。

野芋毒，饮地浆水解。

诸瓜毒，煎本瓜皮汤解，或盐汤亦可。

柑毒，柑皮煎汤解，盐汤亦可。

诸果毒，烧猪骨为末，酒调服方寸匕即解。

误食闭口花椒，醋解之。

误食桐油，热酒解之。干柿及甘草俱可解。

食鸡子毒，醇醋解之。

中诸鱼毒，煎橘皮汤或黑豆汁、芦根、朴硝皆可解。

中蟹毒，煎紫苏汤或冬瓜汁、生藕汁皆可解。

中诸肉毒，陈壁土一钱，调水服，或白扁豆末皆可解。

食猪肉过伤者，烧其骨水调服，或芫荽汁、生韭汁解之。诸肉伤成积，草果仁消之。

饮酒中毒，大黑豆一升煮汁，二升顿服立吐即愈。或生螺蛳、荜澄茄煎汤并解。凡诸毒以香油灌之，令吐即解。

凡饮食后，心膈烦闷，不知中何毒者，急煎苦参汁，饮之令吐即解。或用犀角煎汤饮之，或以苦酒煮犀角饮之俱解。

诸病所忌所宜

肝病宜食小豆、犬肉、李、韭；心病宜食小麦、羊肉、杏、薤；脾病宜食粳米、葵、枣；肺病宜食黄黍米、鸡肉、桃、葱；肾病宜食大豆、豕肉、粟藿、胡桃。

有风病者，勿食胡桃；有暗风者，勿食樱桃；食之立发。

时行病后，勿食鱼及蛏鳝并鲤鱼，再发必死。

凡伤寒及时气病后，百日之内，忌食猪、羊肉并肠血、肥腻鱼腥诸糟物，犯者必再发，或大下痢，不可复救。五十日内忌食炙面及胡荽、蒜、韭、薤、生虾蟹等物，多致内伤，复发难治。

疟症勿食羊肉，恐发热致重；愈后勿食诸鱼，必复发。

患眼者，忌胡椒、蒜、犬肉，禁冷水，冷物。挹眼不忌则害不已。

齿病勿食枣并糖。

心痛及心恙忌食獐。

患脚气忌甜瓜、瓠子、鲫鱼，其病永不愈。

黄疸忌湿面、鱼、鹅、羊、胡椒、韭、蒜、炙煿、糟醋，犯之缠绵不愈而死。

咯、衄、吐血忌炙面、韭、蒜，烧酒，煎煿、腌糟海味、硬冷难化之物。

有痼疾忌王瓜、面筋、驴、马、麂、雉肉，犯者必发。

痈疖忌鸡姜。

癞风勿食鲤鱼。

瘦弱人勿食生枣。

病新瘥忌薄荷，误食虚汗不止。

伤寒汗后不可饮酒，复引邪入经络。

久病勿食杏、李，加重。

产后忌食一切生冷、肥腻、滞硬难化之物，惟藕不忌，以其能破血也。

服药所忌

服茯苓忌醋。

服人参、地黄、何首乌忌萝卜。

服牛膝、土茯苓忌牛肉。

服黄连、桔梗忌猪肉服。

服细辛、远志忌生菜。

服水银、朱砂及丹药忌牲肉、蛤蜊、猪羊血、豆粉。

服常山忌生葱、生菜、醋。

服天门冬忌鲤鱼。

服甘草忌菘菜、海藻。

服半夏、菖蒲忌饧糖、羊肉。

服二术忌桃、李、雀肉、胡荽、蒜、鲊。

服杏仁忌粟米。

服干姜忌麦门冬、兔肉、蛤蜊、鲫鱼。

服牡丹皮忌胡荽。

服商陆忌犬肉。

服巴豆忌芦笋、野猪肉。

服乌头忌豉。

服鳖甲忌苋菜。

凡服一切药，皆忌胡荽、蒜、生冷、炙煿、犬肉、鱼脍、腥臊、酸臭陈腐、粘滑肥腻之物。

男女论

天地氤氲，万物化醇，男女媾精，万物化生。此造化之本源，性命之根木也。故人之大欲，亦莫切于此。嗜而不知禁，则侵克年龄，蚕食精魄，暗然不觉，而元神、真气去矣，岂不可哀？惟知道之士，禁其太甚，不至杜绝。虽美色在前，不过悦目畅志而已，决不肯恣其情欲，以伐性命。或问抱朴子曰：伤生者岂非色欲之间乎？抱朴子曰：然。长生之要，其在房中，上士知之，可以延年祛病，其次不以自伐，下愚纵欲，损寿而已。是以古人如此，恒有节度：二十以前二日复，二十以后三日复，三十以后十日复，四十以后一月复，五十以后三月复，六十以后七月复。又曰：六十闭户，盖时加樽节，保惜真元，以为身之主命。不然虽勤于吐纳、导引、药饵之术，而根本不固，亦终无益。《内经》曰：能知七损八益，（七者，女子之血；八者男子之精也）则血气、精气二者可调，不知用此，则早衰之渐也。故年四十而阴气自半，起居衰矣；年五十，体重耳目不聪明矣；年六十，阴痿，气血大衰。九窍不利，下虚上喷，涕泣俱出。故曰：知之则强，不知则老。智者有余，自性而先行，故有余。愚者不足，察行而后学，故不足。有余则耳目聪明，身体轻强，老者益壮，壮者益治。盖谓男精女血，若能使之有余，则形气不衰，而寿命可保矣。不然，窍漏无度，中间以死，非精离人，人自离精也。可不戒哉！养生之士忌其人者有九，或年高大，或唇薄鼻大，或齿疏发黄，或痼疾，或情性不和，沙苗强硬，或声雄，或肉涩，肢体不膏，性悍妒忌，皆能损人，并不宜犯之忌。其时者十有一，醉酒饱食，远行疲乏，喜怒未定，女人月潮，冲冒寒暑，疾患未平，小便讫，新沐浴后犯毕出行，无情强为，皆能使人神气昏愦，心力不足，四肢虚羸，肾经怯弱，七情不均，万病皆作。持宜慎之。至于天地晦冥，日月薄蚀，疾风暴雨，雷电震怒，此阴阳大变，六气失常之时，犯之不惟致疾，且亵污神明，生子形必不周，生亦不育，育亦不寿。嗟乎！帏箔之情，易绾而难断，不可不以智慧决也。佛书曰：诸苦所困，贪欲为本，贪欲不灭，苦亦不灭，苦不灭则生，灭养生者，乌可不以智能决哉。

补阴丸

丹溪谓：人阳常有余，阴常不足，宜常补其阴，使阴与阳齐，则水升火降。人惟以肾气为本，故此方专滋培肾水，此丹溪前贤之法天也。

黄柏（去皮盐酒炒）知母（去皮盐酒炒）龟板（去弦酥炙各二两净）怀庆熟地黄（酒蒸九次，晒干，五两）锁阳（酥炙二两）甘州枸杞子（去梗三两）北五味子（去梗一两）白芍药（酒炒）天门冬（去心，各二两）干姜（炒紫色，三钱，冬月，五钱）

上为细末，炼蜜为丸，如梧桐子。大每服八九十丸，空心炒盐汤送下,冬月温酒。不饮酒者,清米汤亦可。

理脾胃加山药、白术、白茯苓(各二两),陈皮(一两);固精加牡蛎煅(童便淬七钱)山茱萸肉(二两)白术(七钱);壮暖腰膝加虎胫骨(酥炙)汉防己(酒洗)牛膝(去芦酒洗)各一两。

经验,滋补诸方,士夫君子日用,延年益寿,接补以跻期颐地仙也。

补天大造丸

专培养元气,延年益嗣,壮阳光、温坎水、降离火,为天地交泰。若虚劳房室过度之人,五心烦热,服之神效。平常之人,四十以后尤宜常服,接补真元以跻上寿。

紫河车一具,取首生男胎者佳;如无,得壮盛妇人者亦好。先用鲜米泔,将河车轻轻摆开,换洗米泔五次,不动筋膜,此乃初结之真气也。只洗净,有草屑轻手取去,将竹器盛于长流水中浸一刻,以取生气。提回以小瓦盆盛于不甑内蒸,自卯辰蒸起,至申酉时止,用文武火缓缓蒸之极烂如糊,取出先倾自然汁在药末内略和匀,此天元正气汁也。河车放石臼内,木杵擂一千下,如糊样,通前药汁末同和匀,捣千余杵,集众手为丸,此全天元真气。以人补人最妙,世所少知。医用火焙酒煮,又去筋膜,大误!又入龟板,尤误,故特表而出之。

厚川黄柏(去粗皮,酒炒一两)川杜仲(去粗皮,酥炙断丝,一两五钱)川牛膝(酒浸去芦,一两五钱)当归身(酒洗,一两)淮熟地黄(酒蒸九次,忌铁二两)天门冬(去皮心,一两半)淮生地黄(酒浸一两半)麦门冬(去心,一两五钱)以上四味另用酒煮烂捣膏,陈皮(去白,净七钱半)白术(去芦炒,一两)五味子(去梗,七钱)小茴香(炒七钱)枸杞(去梗,一两)干姜(炮黑,二钱)侧柏叶(采取嫩枝隔纸炒干,二两)

骨热加牡丹皮(去心)、地骨皮(去心)、知母(去皮)各一两酒炒;血虚加当归、地黄(加一倍);气虚加人参、黄芪(蜜炙各一两);妇人去黄柏,加川芎、香附、细实条芩(俱酒炒各一两)。

上药各择精制，各秤净为末，不犯铁器。用前蒸熟河车，捣烂并汁和为丸。若河车肥大，量加些药末，不必用蜜丸，如梧桐子大。每服百丸，空心米汤下，有病一日二服。

按：此方比古方用之更效。若禀气虚或斫丧太过、太早者尤宜用之。

四物汤

治男妇血虚诸症，为妇人之总药。

川芎　当归　白芍　药熟　地黄（各等分）

上用姜一片，水煎服；兼有他症，照古法加减用。

四君子汤

治男妇气虚，脾胃诸症。

人参（一钱五分）白术（三钱）白茯苓（二钱）甘草（一钱）

上用姜枣煎，食远服。兼有他症照古法加减用。

八物汤

气血虚用。即前二方合用，兼症亦照古法加减用。

十全大补汤

治男妇诸虚不足，五劳七伤。生血气，补脾胃。即前八物汤一两，加黄芪一钱二分、肉桂八分，姜枣煎服。

补中益气汤

治劳倦伤脾，喜怒忧恐，耗损元气，荣卫不调，乃生寒热，皆脾胃之气不足，此方主之。

黄芪（一钱五分）人参（一钱二分）甘草（七分）以上三味除湿热、烦热之圣药也，白术（一钱）当归身（一钱）陈皮（七分）升麻柴胡（各五

分）

上用姜一片，枣一枚煎服。兼症照东垣法加减用。

人参饮

人遇劳倦辛苦过多，即服此方，免生内伤、发热之病。主于补气。

黄芪（蜜炙一钱半）人参（一钱半）甘草（炙七分）陈皮（一钱去白）白术（一钱二分）五味子（二十粒）麦门冬（去心一钱）

上用生姜二片，大枣二枚，水一钟半，煎八分，食前服。劳倦甚加熟附子（四分）。

当归饮

人遇劳心思虑，损伤精神，头眩目昏，心虚气短，惊悸烦热，即服此方，补血为主。

人参（一钱五分）当归身（一钱五分）麦门冬（一钱）五味子（十五粒）白芍药（酒炒一钱）山栀（五分）白茯神（去皮心一钱）酸枣仁（炒一钱）生地黄（五分，姜汁洗）甘草（炙五分）陈皮（五分）川芎（五分）

上用姜二片，枣一枚，水一钟半，煎八分食远服。

补阴散

即滋阴降火汤。

治阴虚火动，盗汗发热，咳嗽吐血，身热脉数，肌肉消瘦，少年、中年酒色过伤，成痨者服之极效。

川芎（一钱）当归（一钱三分）白芍药（一钱三分）熟地黄（一钱）黄柏（七分蜜水浸，火炙）知母（一钱蜜水拌炒）生地黄（五分酒洗）甘草（炙五分）天门冬（一钱去心皮）白术（炒一钱二分）陈皮（去白七分）干姜（炒紫色三分）

上用生姜三片，水一钟半，煎八分，空心服。加减于后：

咳嗽盛，加桑白皮（蜜炒）马兜铃（各七分）五味子（十粒）；

痰盛加半夏(姜制)贝母、瓜蒌仁(各一钱);

盗汗多加牡蛎、酸枣仁(各七分),浮小麦(一钱);

潮热盛加沙参、桑白皮、地骨皮(各七分);

梦泄遗精加龙骨、牡蛎、山茱萸(各七分);

赤白浊加白茯苓(一钱)、黄连(三分);

衄血、咳血出于肺也。加桑白皮(一钱),黄芩、山栀(各五分炒);涎血,痰血出于脾也。加桑白皮、贝母、黄连、瓜蒌仁(各七分);呕血吐血出于胃也。加山栀仁(炒)、黄连、干葛、蒲黄(炒)各一钱,韭汁半盏,姜汁少许;

咯血、唾血出于肾也。加桔梗、玄参、侧柏叶(炒)各一钱。

如失血症,或吐衄盛大者,宜先治血。治法:轻少者,凉血止血;盛大者,先消瘀血,次止之,凉之。盖血来多,必有瘀于胸膈者,不先消化之则止之、凉之,不应也。葛可久方宜次第捡用,内惟独参汤,止可施于大吐血后。昏倦脉微细,气虚者,气虽虚而复有火,可加天门冬三四钱。或如前所云:阴虚火动,潮热盗汗,咳嗽脉数者,不可用参。说见《本草集要·人参》条下,盖此病属火,大便多燥,然须节调饮食,勿令泄泻。若胃气复坏,泄泻稀溏,则前项寒凉之药又难用矣,急宜调理脾胃,用白术、茯苓、陈皮、半夏、神曲、麦芽、甘草等药。俟胃气复,然后用前本病药收功,后可常服补阴丸及葛可久白凤膏等药。

柴前梅连散

治骨蒸劳热,三服而除。

柴胡 前胡 乌梅 胡黄连(各等分)

上每服四钱,加猪胆汁一枚,猪脊髓一条,韭白、童便煎服。

地仙散

凡人年四十以下患劳怯,且不必补,只先退潮热,调理可愈。此方退潮热如神方，外有接天梯之术，宜先用此方。

地骨皮（二钱半）防风（一钱五分）薄荷叶（一钱一分）甘草梢（炙一钱）乌梅（七分半）

上用水煎三次，午后顿服。

六味地黄丸

治肾气虚损，形体憔悴，寝汗潮热，发热，五脏齐损，瘦弱虚烦，骨蒸痿弱，下血。亦治肾消，泄泻，赤白浊俱效。

山药（姜汁炒，四两）山茱萸（去核净肉，四两）白茯苓（去皮）泽泻（去毛）牡丹皮（去木，各三两）怀庆熟地黄（酒蒸八两）

上为末，炼蜜为丸如梧桐子大，每服八九十丸，空心白汤送下。

加附子（制）、桂心各一两，名八味丸，治下部虚寒。

人参固本丸

清金补水，养血滋阴。

天门冬（去心）麦门冬（去心）生地黄　熟地黄（俱怀庆者，各二两）四味熬膏，晒干取净末四两，人参（去芦一两）

上为末炼蜜为丸如梧桐子大，每服八九十丸，空心白汤送下。按古方四味酒煮，捣膏人参末和丸，不能用蜜，且渣滓泥膈，胃弱痰火，人用多作痞闷。今易此法甚效，或加黄柏、知母、枸杞子各一两，五味子五钱尤妙。

秋石四精丸

治肾虚盗汗腰痛。

秋石（童便炼者佳）白茯苓（上白结实者先去皮人乳浸三日）芡实（去壳）莲肉（去心）各二两

上为末，红枣十二两，煮去皮核，捣膏为丸，如梧桐子大，每服八九十丸。空心酒下。一方有山药、薏苡仁、小茴香各一两，名七精丸，治症同上。

安神定志丸

清心肺，补脾肾，安神定志，消痰去热。堂阁勤政劳心，灯窗读书刻苦，皆宜服之，累用奇效。

人参（一两五钱）白茯苓（去皮）白茯神（去心）远志（去心）白术（炒）石菖蒲（去毛，忌铁）酸枣仁（去壳炒）麦门冬（去心各一两）牛黄（一钱另研）辰砂（二钱五分，草伏水飞，另研为衣）

上为末，龙眼肉四两熬膏，和炼蜜三四两为丸，如梧桐子大，朱砂为衣。每服三十丸，清米汤，下不拘时，日三服。

八宝丹

平调气血，滋补五脏。

何首乌、赤白各一斤（竹刀刮去粗皮，米泔水浸一宿，用黑豆二斗，每次三升三合，以水泡胀；每豆一层在底，何乌一层在上，重重铺毕，用砂锅、柳木甑蒸之，以豆熟为度；拣去豆晒干又蒸，如此九次，将何首乌晒干为末听用）；

赤茯苓（用竹刀刮去粗皮，木槌打碎为末，用盆盛水，将药倾入盆内。其筋膜净水上者去之，沉盆底者留用。如此三次，湿团为块，就用黑牛乳五碗放砂锅内，慢火煮之，候乳尽入茯苓内为度。仍晒研为细末）净用一斤；

白茯苓（制如上法，用人乳煮，候煮乳尽，晒干为末）净用一斤；

怀庆山药（姜汁炒为末）净用四两；

川牛膝（去芦酒浸一宿，待何乌蒸至七次，再将牛膝同铺豆上，蒸二次，研为细末）净八两；

川不归（酒浸一宿，晒干为末）净用八两；

破故纸（用黑芝麻如数同炒，芝麻熟为度，去芝麻，将故纸研为细

末)净四两;

甘州枸杞(去梗晒干为末)净用八两;

菟丝子(去砂土净,酒浸生芽捣为饼,晒干为末)净用八两;

一方有杜仲(去粗皮,姜汁炒,断丝为末)净八两;

上药不犯铁器,各为末,称足和匀,炼蜜为丸。先丸如弹子大,一百五十丸。每日三丸,空心酒浸下一丸,午前姜汤浸下一丸,晚下盐汤浸下一丸,余药丸如梧桐子大,每服七八十丸,空心盐汤或酒送下。此药乌须黑发,延年益寿,专治阴虚阳弱无子者,服半年即令有子,神效。忌黄萝卜、牛肉。

加味坎离丸

能生津益血,升水降火,清心明目。盖此方取天一生水,地二生火之意,药轻而功用大,久服而取效速,王道之药,无出于此。上盛下虚之人服之极效。

川芎(大而白者洗净,小的不用)当归(全用好酒浸三日,洗净晒干)白芍药(好酒浸一日,切片晒干)甘州枸杞子(去梗)女真实(即冬青子,冬至日采蜜水拌,九蒸九晒,净,各四两)怀庆熟地黄(八两,一半用砂仁一两,以绢袋盛放罐底,用酒二碗煮干,去砂仁不用,一半用白茯苓二两研末,如前用酒一碗煮干,去茯苓不用)甘菊花(去梗叶,家园者,野菊花不用,净二两)厚川黄柏(去粗皮,净,八两,二两酒浸,二两盐水浸,二两人乳浸,二两蜜浸,各一昼夜,晒干炒褐色)知母(肥大者八两,四制与黄柏同)

上九味,修制如法,合和一处,铺开日晒夜露三昼夜,取天地之精,日月之华,再为细末,炼蜜为丸如梧桐子大。每服八九十丸,空心滚水打,炒盐汤送下。

十精丸

补虚明目,予每合自用,极效。

甘菊花(家园者,去梗叶净)石斛(去梗)五加皮(去木洗)柏子仁(去壳炒)菟丝子(去土酒煮,捣饼晒干)白术(土炒)肉苁蓉(去心膜)川巴戟(去心)人参(去芦)鹿角胶(各二两)

上为末,将鹿角胶酒化开,加炼蜜为丸,如梧桐子大。每服九十九丸,空心滚白汤送下。

太极丸

人身五脏配天五行,一有不和,则为灾疾。药有五味,各主五脏,可使调和,故曰太极。

黄柏(属水主滋肾水,若以坚精,去皮,盐酒浸三日,炒褐色为末,净,三两六钱)知母(属金主清肺金,若以降火,佐黄柏为金水相生,去皮,酒浸一宿,炒干为末,净,二两四钱)破故纸(属火主收敛神明,能使心包之火与命门火相通,故元气坚固,骨髓充实,盖涩以去脱也。新瓦炒香为末,净,二两八钱)胡桃仁(属木主润血气,凡血属阴,阴恶燥故用油以润之,佐故纸有木火相生之妙。方书云:黄柏无知母,胡桃仁无故纸,犹草木之无叶也。去皮待各药末成,研如泥,净,三两二钱,和入众药内)砂仁(属土醒脾开胃,引众药下,补丹田,香而能窜,和合五脏,冲和之气,如天地以土为冲气也。去壳将五钱用川椒一两同炒透,去椒不用。又用五钱不炒,共为细末,净。一两)

上五味,各制为末,如法和匀,炼蜜为丸,如梧桐子大,每服七十丸,用滚白汤或酒随意送下,早晚各一服,服久效不可言,服至终身,成地仙矣。膏粱痰火人不宜用。

四灵丹

好松脂(透明者一斤四两,以无灰好酒砂锅内,桑柴火煮,数以竹杖搅稠粘,住火以瓦瓶盛水,投内结块,又复以酒煮之一日,如此九遍煮,三日共计二十七遍,其脂莹然如玉,入口不苦涩为度,捣为细末,净用十二两,凡煮不宜酒少,少则易焦,酒耗大半即可)白茯苓(去皮筋为末,净八两)甘菊花(菜园味甘者,野菊不用。去梗叶为末,净用八两)柏子仁(去壳净炒,去油为末,净用八两)怀庆熟地黄(取肥大沉水者晒干,称八两足,以清酒洗净,蒸半日捣如泥)

上为末与地黄和匀,炼蜜为丸如梧桐子大。每服七十二丸,空心好酒送下。凡修合,必择天医黄道吉日,妇人、鸡、犬见。服药亦择吉日,此方出《摄生众妙方》,内云是荥阳王都宪所传。公在陕西得之,戎年九十余,自幼服此方,精力倍加,胃气强健,饮食日增,寿故尔长,秘而不传。公恳得之,如法修服,不问寒暑,亦获奇效。

滋肾丸

平补气血,滋阴降火。少年气血素弱人服极效,女人亦宜。

川芎(一两)当归身(酒浸烘干,二两)白芍药(酒炒,二两)怀熟地黄(二两)人参(去芦,二两)白术(陈土炒,二两)白茯苓(去皮,二两)甘草(炙,一两)黄柏(去粗皮,童便浸炒,二两)知母(去皮蜜水拌炒,二两)甘州枸杞(去梗,二两)牛膝(去芦酒洗,二两)赤白何首乌(黑豆蒸七次,各四两)

上为末,炼蜜为丸,如梧桐子大。每服九十丸,空心淡盐汤下。

大补阴丸

温补下元,滋阴降火。酒色人年五十以上服之极效。

川黄柏(去粗皮,净四两,一两盐酒浸炒,一两蜜水浸炒,一两童便浸炒,一两醋浸炒,俱炒褐色,勿焦)知母(去皮,四两,四制同黄柏)鹿角胶(二两)鹿角霜(四两)龟板胶(二两)龟板霜(四两)牛胆槐子(净八两,腊月装入牛胆,至仲春取出听用)女真实(即冬青子,冬至月采,蜜水九蒸九晒,四两)虎胫骨(一两,酥炙)熟地黄(怀庆者,四两)山茱萸(去核,二两)北五味子(去梗,一两)锁阳(一两)干姜(炒黑,三钱)

雄猪脊髓(一条)

上为末,炼蜜一斤,先将龟鹿胶化开和为丸,如梧桐子大。每服九十丸,空心煨盐汤送下,一方有乌药叶(四两)。

加味琼玉膏

补血益损,清金水以滋化源,老少虚损极效。

怀生地黄(四斤)白术(四两)白茯苓(十五两)人参(六两)甘州枸杞子(半斤,净去梗)天门冬(去心净,半斤)麦门冬(去心净,半斤)

上先以地黄酒洗净,用水四碗浸一昼夜,捣取自然汁,和蜜三之一。以参、苓等药先为末,拌入蜜与地黄汁内,用瓶贮,与纸三十重,并箬包其口,用桑柴火蒸煮三昼夜,取出再换蜡纸,包封十数重,沉井底一昼夜取起,再如前煮半日。每日清晨食远白汤点服。清肺健脾,养血润燥,须于鸡犬不闻处制之,其蜜用生绢滤净,地黄勿犯铁。

山精丸

健脾除湿,去火消痰神效。

苍术(二斤,茅山者先用米泔水浸三日,用竹刀刮去粗皮,阴干)桑椹(紫熟者,一斗,取自然汁,去渣,将苍术浸入汁内令透,取出晒干,又浸又晒,如此者九次,用木臼捣为细末)甘州枸杞(一斤,去梗)地骨皮(去土木,一斤)

上并晒为末,与苍术末和匀,炼蜜为丸弹大,每服二丸百沸汤下。

按:此方强脾益肾,老少俱效。

还元丹

养脾补肾最妙,老人尤宜常服,脾泄、肾泄俱效。

山药(姜汁炒)白茯苓(去皮)小茴香薏苡仁(炒)莲肉(去皮心)砂仁(炒)神曲(半斤)粉草(半斤,二味共炒一时,不可焦)

上为末,用黄牛胎犊一条,一斤以下者佳,熬膏入糯米粉四两,和成硬糊样，为丸弹大。每服大人二丸，小儿一丸，饥时饮汤嚼下。

按：此方脾肾要药，功效甚大，不能尽述。

玉柱杖

（一名一秤金，一名小接命）

填精益肾，乌须黑发，延年益寿，方士以此为服食。

没石子（五钱）沉香（二钱）大茴香（三钱）槐子（三两）五加皮（三两）枸杞子（三两）破故纸（新瓦炒，三两）怀熟地黄（三两）

上药共一斤，胡桃肉一斤，白糖半斤，共为末，炼蜜一斤为丸如弹大。每服二丸，空心盐汤化下。

按：此补肾为主，须发虽不即黑，而润泽不燥尤为妙也。西北高燥人宜常服。

二至丸

清上补下第一方，价廉而功极大，常服累有奇效。

冬至日取冬青子，不拘多少，阴干以蜜酒拌透，合一昼夜，粗布袋擦去皮，晒干为末，新瓦瓶收贮，待夏至日取旱莲草数十斤，捣自然汁熬膏，和前药末为丸，如梧桐子大。每服百丸，临卧时酒送下，其功甚大。初服便能使老者无夜起之累，不旬日使膂力加倍，又能变白须发为黑，理腰膝，壮筋骨，强阴不走酒色。痰火人服，尤更奇妙。

天门冬膏

滋阴降火，清肺补肾，充旺元阳。昔有一王子，单服此膏，连生三十二子，寿年百岁，行步轻健，耳目聪明如童子。

用天门冬拣去枯坏者十五斤，用温水润透，去皮心净晒干，用净肉十斤捣碎，每斤用水五碗，共五十碗，入铜锅慢火煮干，三停之二，用布绞净，将渣再捣烂，用水三十碗再熬，约减大半，又以布绞净去渣不用，将前后二汁和一处，文武火熬至滴水不散，似稀糊样，取起出火毒三日，以瓷罐收贮，封固。每日空心上午下午先挑膏半盏，在碗内以滚白汤调开服之。冬月用酒服，有痰用淡姜汤调服。大抵此膏最宜酒色过度之人，常服极好。上焦热，有痰，食后多服一次；下焦热，小便赤涩，空心多服一次。

按：此方肺肾之药，清金补水果妙。

十珍膏

补养血气，调理脾胃，清肺滋肾，寻常预服调补及大病后调补要药。

人参（去芦，八两）白术（洁白者佳，苍黑不用，净一斤）川归身（酒洗净去头尾，烘干净用八两）黄芪（去芦梢，八两）天门冬（去心，净八两）麦门冬（去心，净八两）怀生地黄（肥大沉水者不枯者）熟怀地黄（肥大沉水不枯者）各十两　甘州枸杞子（去梗，八两）北五味子（去梗，四两）

上药切片制净，入铜锅内用水浸，高于药二寸，文武火熬至药面上无水，以新布绞取清汁，另放。将渣入臼内捣如泥下锅内，仍用水高二寸，再熬，候药面上水干，又绞取清汁。将渣又捣又熬，如此三次以渣无味为度。去渣不用，将前后三次药汁再入锅内，文火熬如稀糊样，下炼蜜八两，再熬二三沸，收起。隔宿必有清水浮上，亦宜去之，其膏放井水缸内出火毒三日，每服半盏，滚白汤空心食远时调服，一日二次，极有奇效。

何首乌丸

补益肾肝，聪耳明目，却病延寿，第一药也。

何首乌赤白各半，不拘多少。用砂锅柳木甑蒸，下用红枣一层，中用黑豆一层，再安何首乌于豆上。又用黑豆一层，红枣一层盖之。慢火蒸半日，以豆极烂为度，将何首乌乘热捣碎，晒干为细末。每药末一斤，用干菊花去梗、叶，另为末二两和匀，以人参固本丸料，熬膏和为丸，如梧桐子大。每服九十九丸，空心白汤送下。

按：此方予自合服，累有奇效，不能尽述。

长春丹

治症同前。

何首乌（用水浸去粗皮，竹刀切片，赤白各三斤，黑豆拌蒸晒九次，为末，净二斤）仙茅（竹刀去芦，刮去毛，粳米泔浸去皮，黑豆拌蒸晒九次，净末二斤）白茯苓（去皮为末，水飞去筋，取沉底，晒干用，粳米铺底放上蒸三次，研净末一斤）茅山苍术（米泔水浸去粗皮，切片，老米拌蒸晒九次）牛膝（去芦酒浸一宿，同何乌蒸三次，净末各一斤）

上各为末和匀，炼蜜为丸如梧桐子大，每服百丸，空心滚白汤下。忌牛肉、萝卜、葱、蒜。

按：此方即仙茅丸。一云加桑椹汁一斤，拌苍术末尤妙，中年以后服极效。

神仙长春广嗣丹

（又名保命延龄丹）昔日通真子奏进此方，治男子五劳七伤，颜貌衰朽，形体羸瘦，中年阳事不举，精神短少，未至五旬，须发先白，左瘫右痪，步履艰难，妇人下元虚冷，久不孕育，累经奇验。

人参（去芦，一两）天门冬（去心，一两）怀山药（姜汁炒，二两）当归（酒洗，一两）泽泻（去毛，一两）怀生地（二两）怀熟地（二两）川巴戟（去心，二两）川牛膝（去芦，酒浸晒干，二两）山茱萸（去核，一两）肉苁蓉（酒洗，去心膜，晒干，三两）菟丝子（酒洗去土，仍用酒蒸，捣饼晒干，四两）远志（去芦、甘草汤泡去心，三两）赤石脂（另研，一两）白茯苓（去皮，一两）川杜仲（去粗皮，姜汁炒、断丝，二两）甘州枸杞子（去梗，三两）地骨皮（去木，洗去土，净二两）车前子（去土，一两）石菖蒲（去毛一寸，九节者为佳，铜刀切片炒，一两）柏子仁（去壳炒，一两）广木香

（一两）川椒（去目梗，闭口者，炒出汗，净二两）覆盆子（去梗，一两）北五味子（去梗，一两）

上药二十五味，合五五之数，共为末，炼蜜为丸，如梧桐子大。每服三十丸，空心上午、下午各用温酒送下，日进三服，服药十日，小便杂色是旧疾出也。又十日后，鼻头酸，言语雄壮，胸中疼痛，咳嗽吐脓，形色不衰是肺病出也。一月后，腹中一应七情、气滞脾胃，劳倦沉寒、痼冷诸积皆退。百日后，容颜不衰，须发变黑，齿落更生，老弱亦能康健，目视十里，力加百倍，行路不倦，寿算延长，却病多子。邵真人传施此方，吾徽郡数十人服皆获延年多子之效，兹不尽录。

延龄育子丸

治少年斫丧，中年无子，妇人血虚不能孕育。此方一料，夫妇齐服，服尽即孕。累经奇验，决不食言。

天门冬（去心，五两）麦门冬（去心，五两）怀生地黄怀熟地黄（肥大沉水者，各五两）人参（去芦，五两）甘州枸杞子（去梗）菟丝子（净洗，酒蒸捣饼晒干，五两）川巴戟（去心，五两）川牛膝（去芦酒洗净，五两）白术（陈土炒，五两）白茯苓（去皮牛乳浸晒，五两）白茯神（去皮心人乳浸晒，五两）鹿角胶（真者五两）鹿角霜（五两）柏子仁（炒去壳净，五两）山药（姜汁炒，五两）山茱萸（去核净，五两）肉苁蓉（去内心膜，五两）莲蕊（开者不用，净五两）沙苑蒺藜（炒五两）酸枣仁（炒净，二两）远志（去芦甘草灯心汤泡去心，净二两）北五味子（去梗，二两）石斛（去根，二两）

上药二十四味，合二十四气，一百单八两，各一年气候之成数，为生生不息之妙。

各制净为末，将鹿胶以酒化开，和炼蜜为丸，如梧桐子大。每服男人九十丸，妇人八十丸，空心滚白汤下。忌煎炙、葱、蒜、萝卜。

按：此方南人服效。

秘传六神丸

固真育子，累有奇效。

莲蕊须（未开者佳，渐采渐晒，勿令黑，净用四两）生芡实（大者五百个，去壳）龙骨（五钱）山茱萸（鲜红者去核，净肉三两）覆盆子（净二两）沙苑蒺藜（炒四两，要真者，假的不效）

上先将蒺藜捣碎，水熬膏，滤去渣，其渣仍晒干，和众药为末，炼蜜和蒺藜膏为丸，如梧桐子大，每服九十丸，空心煨盐汤下。

按：此方北人服效。

延龄育子龟鹿二仙胶

此方伦于嘉靖已亥年八月，从游湖州陆声野先生门下，业就，南归杭城，得遇异人所授。专治男妇真元虚损，久不孕育，或多女少男。服此胶百日即能有孕，生男应验神速，并治男子酒色过度，消铄真阴。妇人七情伤损血气，诸虚百损，五劳七伤，并皆治之。

鹿角（用新鲜麋鹿胶角，解的不用，马鹿角不用，去角梢，脑骨二寸，截断劈开，净用十斤）龟板（去弦，洗净，五斤捶碎）

上二味袋盛，放长流水内浸三日，用铅坛一对，如无铅坛，底下放铅一大片亦可。将角并板放入坛内，用水浸高三五寸，黄蜡三两封口，放大锅内，桑柴火煮七昼夜。煮时坛内一日添热水一次，勿令沸起，锅内一日夜添水五次，候角酥取出，洗滤净去渣，其渣即鹿角霜、龟板霜也。将清汁另放，外用人参十五两，枸杞子三十两，用铜锅以水三十六碗，熬至药面无水，以新布绞取清汁，将渣石臼木槌捣细，用水二十四碗又熬如前，又滤、又捣又熬，如此三次，以渣无味为度。将前龟、鹿汁并参、杞汁和入锅内，火熬至滴水成珠不散，乃成胶也。候至初十日起，日晒夜露至十七日，七日夜满，采日精月华之炁。如本月阴雨，缺几日，下月补晒如数，放阴凉处风干。每服，初一钱五分，十日加五分，加至三钱止，空心酒化下。此方本郡六邑鲁治百余人,并获多男之喜。但止利济一方,不能遍及海内,故表而出之,以广生生不息之仁也。用者幸勿轻忽。

秋石乳酥丸

补养气血,接续真元,降阴火,生肾水,此以真补真之妙药也。

秋石(半斤,炼法见前,同乳粉收,秋露数晚晒干听用)乳粉(晒净,四两,晒法:取人乳若干,即下铜锅内,煎熬成膏,用大瓷盆盛于烈日中晒之,盆下用水,乃未济之妙也,否则,永晒不干)白茯苓(一斤,去皮为末,水淘,去筋膜,沉底者晒干净,半斤)天门冬(去心,四两)麦门冬(去心,四两)人参(去芦,四两)怀生熟地黄(各四两,酒洗烘干,不犯铁)甘州枸杞子(去梗,四两)

上为末,炼蜜为丸如梧桐子大。每服三十丸,空心滚白汤送下,好酒亦可。

按:此方男女血虚成痨者服效。

小接命丹

治男妇气血衰弱,痰火上升,虚损困惫,饮食少进。并治左瘫右痪,中风不语,手足、腰膝、身体疼痛,动履不便,极效。

用人乳二酒盏,香甜白者佳,好梨捣汁一酒盏,倾放旋或铜旋内,入汤锅内顿,滚有黄沫起,开青路为度。每日空心一服,能消痰补虚、生血。乃以人补人,其效无加。其中风不语,半身不遂,曾照此方治好数人。

长春真人保命服食

治诸虚百损,五痨七伤,四肢无力,手足顽麻,血气虚耗,面黄肌瘦,阳事不举,眩晕恶心,饮食减少。此方能补诸虚,添精益髓,滋润皮肤,充壮神气,身体轻健,开胃进食,返老还童,发白再黑,齿落更生,颜貌如童,大有神效。

白茯苓（去皮）天门冬（去心）山药（姜汁炒）怀熟地黄何首乌（忌铁，照前蒸晒九次）枸杞子（甘州者，去梗）各净四两干姜（煨二两）小茴香（炒一两）青盐（少许）莲肉（去皮心，半斤）麦门冬（去心，四两）鹿角胶（四两）鹿角霜（四两）破故纸（四两）麻油（一两，炒）大核桃（去壳并皮，半斤）没石子（十个）旱莲草（晒干，净末一斤）新粟米（一升，为末，用牛乳二斤，酒二斤，水二斤，拌米粉煮，作糊丸药）

上为细末，以前米糊为丸，如弹大，每丸湿重五钱，干约三钱。每服一丸，滚白汤调化服，日进二服，不拘在家在外。少者一服，老者二服，男女皆同。

按：此方补虚养胃，虽三五日不食，亦不饥不渴。

补血顺气药酒方

清肺滋肾，和五脏，通血脉。

天门冬（去心）麦门冬（去心）各四两怀生熟地黄（肥大沉水，枯朽不用，各半斤）人参（去芦）白茯苓（去皮）甘州枸杞子（去梗）各二两砂仁（七钱）木香（五钱）沉香（三钱）

上用瓦罐盛无灰好酒三十斤，将药切片，以绢袋盛放坛内浸三日，文武火煮三时，以酒黑色为度。如热，去木香，减人参五钱，如下虚或寒，将韭子炒黄色为细末，空心用酒三五盏，每盏挑韭末一铜钱饮之。妇人下虚无子，久饮亦能生子。用核桃连皮过口，此药甚平和，治痨疾，补虚损，乌须发，久服貌如童子。忌黄白萝卜、葱、蒜，否则令人须发易白。

许真人神验椒丹

专治五痨七伤，诸虚百损，并治诸虫积，暖下元。

用真正川椒二斤半，拣去枝目，用釜一口覆于地上，四围用刀画记，去釜用炭火烧红其地，用米醋泼地，将纸摊椒在上，以釜益之良久，取出为末。用炼蜜一斤，四两为丸，如梧桐子大。每服十五丸，空心酒下，半年加至二十丸；一年后加至二十五丸止。忌五辛、葱、蒜，余无所忌。其椒切勿用闭口者。

八仙早朝糕

专补脾胃虚弱，膨闷泄泻，不思饮食，服之神效。

白术（炒四两）白茯苓（去皮，三两）陈皮（去白，二两）山药（姜汁炒，四两）莲肉（去皮心，四两）薏苡仁（炒四两）芡实（去壳净，四两）人参（去芦，一两）砂仁（炒一两）

上为末，用白晚米五升半，糯米二升，共七升半，打粉共药和匀，用蜜三斤，如无蜜，沙糖四斤代之，和匀如做糕法，入笼中画片蒸熟焙干，瓦罐封贮。饥时取三五片食之，白汤漱口；小儿用加山楂肉四两、麦芽面四两，去人参。

按：此方不拘男女大小皆可用，出外甚便。

养元辟谷丹

安五脏，消百病，和脾胃，补虚损，固元气，实精髓，能令瘦者肥，老者健，常服极效。

用黄犍牛肉，不拘多少，去筋膜，切作棋子大片，用河水洗数遍，令血味尽，仍用河水浸一宿，次日再洗一二遍，水清为度。用无灰好酒入瓦罐内，重泥封固，用桑柴文武火煮一夜，取出焙干为末，如黄沙色者佳，焦黑无用。牛末一斤加入后药二斤为则。

山药（切片用葱盐炒黄，去葱盐不用）白茯苓（去皮为末，水浮，去筋晒干用）莲肉（葱盐炒去心，并葱盐用）白术（洁白者，黄黑色不用，陈土炒黄去土净）芡实粉（去壳净）薏苡仁（炒）白扁豆（姜汁炒）各半斤人参（去芦，四两）小茴香（去枝梗微炒，四两）干姜（炒四两）砂仁（炒二两）川椒（去目炒出汗，用去闭口者，二两）青盐（四两）甘草（炙四

两）乌梅肉（二两，熬浓汁半瓯）粳米（炒黄，净取粉，五斤半）

上药为末，与米粉牛末和匀外，用小红枣五斤，陈年醇酒五斤，煮红枣极烂，去皮核捣膏，加炼蜜二斤半，共和为丸如弹大。每次二丸，不拘冷热，汤水嚼下，一日服三五次，永不饥。

按：此方实王道之妙用，平时预合，荒乱之时可以避难济饥，虽一两月不食不损胃中元气，宝之！宝之！如渴只饮冷水。

辟谷休粮方

此方亦平和有理，但未发试。

大豆（五升，淘净去皮，蒸三次为细末）大麻子（五升，汤浸一宿滤出，蒸三次，令口开，去皮为末）糯米（五升，淘净，其白茯苓一处，蒸熟晒干为末）白茯苓（去皮，同粳米蒸熟晒干为末）

上将麻仁末一处捣烂如泥，渐入豆黄末同和匀，团如拳大，再入甑蒸，从酉时上火，子末住火，寅时取出，辰至午晒干，磨为末。服之以饱为度，不得吃一切物。用麻子汁下第一顿，一月不饥；第二顿四十日不饥；第三顿一千日不饥；第四顿永远不饥。颜色日增，气力倍加。如渴饮麻仁汁，转更不渴，且能滋润五脏。若欲吃食时，用葵子三合为末煎汤，放冷服之，解其药后，初间吃白米粥汤三日，一日四五次，每次少少饮之，三日后，诸般饮食无避忌。服此药不食时，大忌欲事，余外不忌，此神仙度世之太宝也，幸勿轻忽。

《养生类要》后集

新安木石山人吴正伦辑

春月诸症治例

《内经》曰:春三月,此谓发陈,天地俱生,万物以荣,夜卧早起,广步于庭,披发缓形,以使志生,生而勿杀,予而勿夺,赏而勿罚,此春气之应养生之道也。逆之则伤肝,夏为寒变,奉长者少。

大法:春月天气上升,人气亦上升应之。故春月诸症宜吐,发散、升提,不宜降下、通利。盖吐即古之宣剂,今人谓宣为泻者,误也。春月肝胆木气用事,木旺则土亏,故脾胃土气受邪,宜抑肝补脾药为主,清脯养心药佐之,随症施治,全在活法。虚则补之,实则泻之,寒则温之,热则清之,高者抑之,下者举之,以平为期。余皆仿此。今将春月诸症宜用方法详陈于左,对症施治,权而用之,毋胶柱而鼓瑟,始可以言医矣。

芎芷藿苏散

治春初人事劳扰,饥饱失节或解衣沐浴触冒风寒,致成内伤外感,头疼发热,呕吐眩闷,胸膈胀痛,恶食,或鼻流清涕,咳嗽生痰,鼻寒声重,并宜服一二剂即愈,仍忌腥荤三五日。

川芎(一钱)白芷(八分)细辛(五分,去叶)干葛(一钱)甘草(三分,生)紫苏叶(一钱)藿香(八分,去土)半夏(一钱,姜制)陈皮(八分)苍术(麸炒,一钱)枳壳(去穰,七分)桔梗(去芦,七分)淡豆豉(八分,

不用亦可)

上用姜三片,葱白一根,水一钟半,煎八分,食后热服,有汗不用葱白。单内伤无外感,单外感无内伤各有本条。头痛不止加藁本(八分);呕吐不止加干姜(炒)、砂仁(炒)各七分;发热或潮热不退加柴胡、黄芩(各一钱);胸膈胀闷加山楂、枳实(各一钱);发而汗不出、热不退加麻黄(一钱半),葱白(二根);咳嗽生痰加杏仁、前胡、金佛花(去梗各八分)、南五味子(五分)。

芎苏香葛散

治春月感冒、伤寒及山岚瘴毒疠气、人感触之头疼身痛、恶寒发热,人迎脉浮大者是。

紫苏叶(一钱,去梗)香附(炒)白茯苓(去皮)干葛陈皮藿香半夏(制)前胡(去芦)川芎(各八分)白芷防风(去芦)(各七分)、甘草(三分)苍术(一钱五分)羌活(一钱)

上用姜三片,葱白连须二根,水二钟,煎一钟热服,厚被覆汗出为度,无汗再服。忌鸡、鱼、猪、羊肉。

九味羌活汤

解利春夏秋伤寒热病,极稳。

羌活(一钱)防风(一钱)苍术(一钱五分)川芎(一钱)黄芩(一钱)白芷(一钱)甘草(五分)细辛(五分)生地黄(一钱,不用亦效)

上用姜三片,葱白一根,水二钟,煎一钟热服以汗为度,无汗再服。汗原多去苍术加白术(一钱);渴加石膏(一钱);热甚加柴胡、山栀(各一钱);胸膈胀闷加枳壳、桔梗(各七分)。

六神通解散

治春末夏初伤寒并时行热病,发表甚捷。凡瘟疫初起,预用藿香正气散煎一大锅,每人服一碗,以防未然。若已病用前九味羌活汤并此服之，皆有奇效。

麻黄（去根节，一钱）防风（一钱半）黄芩石膏（细末）滑石（细末）各二钱半苍术（四钱）甘草（一钱）

上用姜三片，葱白五寸，淡豆豉五十粒，水二大钟，煎一大钟热服，微汗周身即解。一云南方春夏用防风，秋冬用麻黄；北方春夏根据本方，秋冬倍麻黄。

芎芷香苏散

治春月伤风，鼻塞声重，或流清涕，咳嗽痰壅气，逆人迎脉浮缓者是。

川芎白芷苏叶（紫者去梗）香附（各一钱）陈皮防风羌活（各八分）甘草（五分）

上用姜三片，葱白三寸，水一钟半，煎八分，食后热服。有痰加半夏（一钱），咳嗽加杏仁、桑白皮（各八分），五味（十粒）。

加减藿香正气散

治非时伤寒，头疼，惧寒壮热，痞闷呕吐，时行疫疠，山岚瘴疟，不服水土等症。

藿香（一钱五分）白芷川芎紫苏叶半夏苍术（各一钱）白术白茯苓陈皮厚朴（姜制）各八分甘草（三分）

上用姜三片，枣一枚，水二钟，煎一钟，食远热服。

加减补中益气汤

治任务劳力，读书刻苦，勤政伤神，饥饱失节。此数者，俱发热、头疼、恶寒身强，体痛。若劳极复感风寒则头疼如破，全似外感伤寒之症，误用发表之药，鲜不伤人。故东垣先生发内外伤辨，首用此方取济甚众。盖内伤之脉，右手气口三倍大于左手人迎。东垣辨法甚详，兹不复赘。

人参(一钱半,去芦)黄芪(一钱半,蜜炙)白术(一钱)当归(一钱,酒洗)甘草(炙七分)陈皮(八分)升麻(五分)柴胡(五分)

上用姜三片,枣一枚,水二钟,煎八分,食远服。或加黄柏五分,以救肾水而泻胃中伏火尤妙;如身大热只一服,气和微汗而愈。夏月神短加麦门冬、五味子;口干加葛根。身刺痛,乃少血,加当归;头痛加川芎、蔓荆子;头顶痛加藁本、细辛;诸头痛并用此四味。有痰加半夏、生姜;咳嗽春加川芎、佛耳草;夏加黄芩、麦门冬、五味子;秋加黄芩、麻黄、金沸草;冬加款冬花、马兜铃;久嗽乃肺中伏火,去参、芪。饮食不下乃胃中有寒或气滞,春加青皮、陈皮、木香,冬加益志仁、草豆蔻仁;夏加芩、连;秋加槟榔、砂仁;心下痞加枳实、黄连、白芍药;腹胀加枳实、木香、砂仁、厚朴;天寒加姜桂。腹痛加白芍药、炙甘草;有寒加桂心;夏月加黄芩、甘草、芍药;冬加半夏、益志仁、草豆蔻。胁痛加砂仁、柴胡、甘草、白芍药。如脐下痛加熟地黄;不止乃是寒,加官桂,脚软加黄柏、防己。

按:此方用升麻、柴胡,能升提阳气下陷。盖柴胡能使胃中之清气左旋而上达;升麻能使胃中之清气右旋而上升。有此妙用,人多不考。

附子理中汤

治房劳内伤,寒邪中阴,面青腹痛,六脉沉微,无头疼,无大热者宜用。若阳厥并阳症似阴,误服必致夭人。慎之!慎之!

人参(去芦,二钱半)、白术(土炒,二钱)、甘草(炙一钱)、干姜(炮二钱)、附子(生二钱)倍甘草去参、术名四逆汤;加川乌、鹿茸(各一钱半)名三建汤。若在疑似,只以灸法并热盐熨甚稳。

上用水一钟半,姜五片,煎七分,温服。饮食内伤亦头疼发热,胸满呕吐,俗呼夹食伤寒。两寸脉弦紧,右关脉洪大或沉濡者是,此当分治,不可混一。盖饮者水也,伤无形之气;食者物也,伤有形之血。

生姜五苓汤

治大饮冷水伤脾,过饮酒而伤气。

生姜猪苓泽泻白术白茯苓半夏枳实（各一钱）甘草（三分）

上用水一钟半，煎七分，温服，取小汗。此治伤饮之轻者，若重而水蓄积为胀满者，本方去甘草加大戟（长流水煮三次去皮晒干七分）、芫花（醋浸炒干）、甘遂（面包煨面去心各八分）、黑牵牛（研末二钱）、槟榔（一钱）。

上用水二钟，煎一钟，空心服，利水尽，即愈。

半夏神曲汤

治过食寒冷硬物及生瓜果，致伤太阴、厥阴，或呕吐、痞闷，肠或腹痛，恶食，此治（伤之轻者）。

陈皮（一钱）白术（一钱五分）半夏（一钱二分）干姜（八分炒）神曲（炒一钱）三棱（醋炒）莪术（醋炒）白茯苓（去皮）山楂（去核）枳实（炒各一钱）砂仁（七分炒）麦芽（炒，八分）

上用姜三片煎，热服，不拘时。

神保丸

消一切生冷积滞此治伤之重者。

全蝎（干者十个）木香（二钱五分）胡椒（二钱）巴豆（四十九粒，去壳皮心膜油）

上三味为末，入巴豆霜和匀，炊饼为丸如麻子大，朱砂为衣，每服五、七丸，随症调引，冷下。

按：此丸北人甚效，南人斟酌用之，小儿三丸。

枳实青皮汤

治食热物过伤太阴、厥阴，呕吐、膨胀、下痢。

白术（一钱半）枳实青皮陈皮黄连（姜汁炒）麦芽山楂肉神曲（炒，各一钱）甘草（三分）酒大黄（一钱七分）

上用水二钟煎一浅钟温服此伤之轻者伤（重用后方）。

万病遇仙丹

治湿热内伤血分之重者。

黑牵牛(一斤,半生半炒,取头末五分)大黄(酒浸,晒干)三棱莪术猪牙皂角(去弦子)茵陈枳壳(大穰)槟榔(各四两,俱生)木香(一两)

上为细末,用大皂角打碎,去子,煎浓汤,去渣,煮面糊为丸如绿豆大,每服实而新起二钱,虚而久者一钱,白汤送下,小儿各减半。食积所伤,本物煎汤下。大便不通,麻仁汤下。小便不通,灯心木通汤下。随病轻重加减调引。

加味小青龙汤

治春初寒邪伤肺,咳嗽。

干姜(炒黑)细辛麻黄桂枝甘草(各五分)白芍药五味子(各一钱)半夏(姜制,一钱半)枳壳桔梗(各五分)白茯苓陈皮(各八分)

上用姜三片,水煎,食少时,稍热服。

升麻葛根汤

治大人小儿时气瘟疫,发热头疼,及疮疹已发未发,疑似之间,并宜服之,极稳。

升麻葛根白芍药(各一钱半)甘草(一钱)

上用姜三片、葱白(三寸)、水一钟半,煎七分,食远服。头疼加川芎、白芷(各一钱);身痛背强加羌活、防风(各一钱);发热不退春加柴胡、黄芩(各一钱五分)、防风(一钱),夏加黄芩(一钱半)、石膏(二钱半);咽痛加玄参、桔梗(各一钱);头项面肿加防风、荆芥、连翘、白芷(各一钱半)、石膏(三钱)、牛蒡子、川芎(各一钱);小儿麻疹加防风、连翘(各一钱);痘疹未发,根据本方,已发属热加连翘、紫草(各一钱);大人遍身瘾疹加防风、苍术(各一钱半)牛蒡子、苍耳子、浮萍草(各一钱)。

防风通圣散

通治诸风、湿热疮毒、时行热病。

防风 川芎 当归 白芍药 连翘 薄荷（各一钱）荆芥穗 白术 山栀（各七分）黄芩桔梗（各一钱半）石膏（二钱）滑石（三钱）甘草（五分）

上用姜三片，水二钟，煎一钟，食远服。此方内大黄、芒硝、麻黄对症渐加，风热内甚欲下加大黄（三钱）、芒硝（二钱）；风湿热在表欲汗加麻黄（二钱）、葱白（三根）；自利体寒去硝黄，自汗去麻黄加桂枝（秋冬二钱春夏八分）。常用依本方。

加味治中汤

治春月肝木乘脾，腹痛久泻不止。

人参（一钱半）白术（陈土炒，二钱半）白芍药（醋炒，一钱半）青皮（去穰麸炒，七分）陈皮（去白，一钱）干姜（炒黑，一钱）甘草（炙一钱）苍术（麸炒，一钱半）升麻（五分）柴胡（五分）防风（五分）白茯苓（一钱）

久泻虚寒加熟附（一钱）。

上用姜三片，大枣二枚，水二钟，煎一钟，食前服。

人参败毒散

治感冒，非时伤寒，头疼身热，拘急，憎寒壮热及时行瘟疫热病。

人参（一钱）羌活（一钱半）独活（一钱）柴胡（一钱二分）前胡（一钱）葛根（一钱）甘草（五分）桔梗枳壳茯苓（各八分）川芎苍术（各一钱）

劳役得病，倍用人参，加白术、当归、白芍药，去独活、前胡。

饥馑兵乱之余，饮食不节起居不常，致患时行瘟热病，沿门阖境传染相似，宜此方加白术、黄芪（生），倍人参，去前胡、独活，甚效。若多服未效而有寒热往来者，必用小柴胡汤，不拘服数，并无过失。

又有一种虾蟆瘟病，使人痰涎风壅、烦热、头疼、身痛、呕逆，或饮食起居如常，但咳声不响，续续相连，俨如蛙鸣，故俗号曰“虾蟆瘟”也。嘉靖己未五六七月间，江南淮北在处患动，数百里皆同，甚至赤眼、口疮、大小腮肿、喉闭风壅、喷嚏、涕唾稠粘，并用此方去茯苓、桔梗、独活，加青皮、陈皮、白术、藿香，但以荆芥为引，不用生姜薄荷，一二服即愈。

治时行热病单方

歌曰：

人间治疫有仙方，一两姜蚕二大黄。
姜汁为丸如弹大，井花调服便清凉。

治瘟疫不相传染方

赤小豆不拘多少，以新布囊盛，放井中，浸二日取出，举家各服二十一粒，不染试效。

凡入瘟疫之家，以麻油调雄黄末涂鼻孔中，或预饮雄黄烧酒一二杯，然后入病家，则不相传染。既出，则以纸捻探鼻深入，令喷嚏为佳。

神术散

治闽广山岚瘴气服伏水土等症。

厚朴（一钱半）苍术（一钱半）陈皮（一钱半）甘草（一钱）石菖蒲（一钱）藿香（一钱半）

上用姜三片，枣一枚，煎服。一方用香附（一钱半）代菖蒲，名神术散气散，尤妙。

紫金锭即万病解毒丸

治山岚瘴气，并岭南两广蛊毒。若从宦于此，才觉意思不快，即服一锭，或吐或利，随手便瘥。及误中一切毒物。若牛马六畜中毒。亦以此药解之。

山慈姑(此味与老鸦蒜相似,但蒜无毛而此上有毛包,宜辨真,去皮,焙干,净末二两)千金子(一名续随子,去壳研去油,二两)红芽大戟(一名紫大戟,江南者佳,形如甘草而坚,不可用绵大戟,焙干,净末一两五钱)麝香(三钱,另研)

一方有雄黄五钱,无亦效。

上为末,以糯米打糊和匀,捣千余下,一方印作四十锭,每服半锭,水磨服。一切肿毒磨涂患处。须择冬至、端阳、七夕、重阳日,天月二德、天医日,洒扫净室,焚香,至诚修合,无不灵验,忌妇人、鸡犬、孝子见。

发散伤寒单方

凡遇伤寒仓卒无药,不问阴阳二症,只用生姜一两、葱白十茎、好酒二大钟,煎一大钟,去渣,热服,被盖周身,汗透即解。勿令汗大过,忌大荤五、七日。春秋依此方,夏月姜葱减半,冬月倍用。若加黑豆(二合)炒,同姜葱煎服,冬月尤妙。

发散伤风单方

用紫苏叶三钱,油核桃五个打碎,姜三片,葱白二根,水二钟,煎一钟,热服,微汗即解。夏月不用葱。

按:此二方极效,出路荒僻,无医之处甚便。

夏月诸症治例

《内经》曰:夏三月,此谓蕃秀,天地气交,万物华实,夜卧早起,无厌于日,使志无怒,使华英成秀,使气得泄。若所爱在外,此夏气之应养长之道也。逆之则伤心,秋为咳疟,奉收者少,冬至重病。

大抵夏三月，天气蕃越，阳气发越于外，阴气伏藏于内。是故夏月诸症，宜补阴养阳，盖脾胃喜温而恶寒，食忌瓜果冰水，药禁纯用寒凉。先哲每于诸凉药中必加炮姜，正此意也。盖夏月心、小肠火用事，肺、大肠金受伤，孙真人制“生脉散”，于夏月救天暑之伤庚金，金清则水得以滋其化源，其旨微矣。东垣推广其意，制清暑益气汤，专以胃气为本。盖土旺而金自荣，不为火所制。脾胃旺自能健运荣养百骸，暑湿之邪自不能干矣。今将夏月合用诸方详陈于左，对症活用，无执一也。

夏初春末，头疼脚软，食少体热，精神困惫，名曰“注夏”，病属阴虚无气不足，宜用此方治之。

黄芪 人参（各一钱）白术（一钱半）甘草（炙，五分）陈皮 当归 白芍药 黄柏（各八分）麦门冬（一钱）五味子（九粒）

上用水一钟半，姜一片，枣一枚，煎服。有痰加半夏。

生脉散

止渴生津，救天暑之伤庚金，夏至后宜常服之。

人参（一钱半）麦门冬（三钱）五味子（一钱）

上用白水煎服。

益原散

治暑月身热小便不利。此药性凉，除胃脘积热，又淡能渗湿，故利小便而散湿热也。

桂府滑石（六两，飞）甘草（一两，另研）

上各为末，和匀，每服三五钱，新汲水调下。

夏月身热汗出，恶寒而渴者，名曰“中暍”，此方主之。

人参白虎汤

石膏（四钱）知母（二钱）粳米（三钱）甘草（一钱）人参（一钱半）

上用水一钟半煎服。

夏月发热恶寒，身重疼痛，小便涩，洒然毛耸，手足逆冷，小有劳身即热，口开前板齿燥，脉弦细、虚迟，此表里中暍也。用补中益气汤加香薷、扁豆，有热加黄芩、黄连（方见春类）。

黄连香薷饮

治伤暑腹痛，自汗，恶心，或吐或泻，身热。

香薷（二钱）浓朴（姜汁炒）白扁豆（炒）黄连（各一钱）甘草（五分炙）

上用水二钟，煎一钟，放冷徐徐服。挟痰加半夏、南星各一钱；若虚加人参、黄芪各一钱。

清暑益气汤

治长夏湿热蒸人。人感之则四肢困倦，精神减少，懒于动作，胸满气促，肢节疼痛，或气高而喘，身热而烦，心下膨闷，小便黄而数，大便溏而频，或痢或渴，不思饮食，自汗体虚。

黄芪 苍术（麸炒） 升麻 人参 白术（各一钱）神曲 陈皮 泽泻 麦门冬（各五分）甘草（炙）黄柏（酒炒）当归（各四分）五味子（十粒）葛根（三分）青皮（麸炒二分）

上用姜二片，枣一枚，水二钟，煎一钟，食远服。

六和汤

治心脾不调，气不升降，霍乱转筋，呕吐泄泻，寒热交作，痰喘咳嗽，胸膈痞满，头目昏痛，肢体浮肿，嗜卧倦怠，小便赤涩，并伤寒阴阳不分，胃暑伏热烦闷，或成痢疾，中酒烦渴畏食，并妇人胎产呕吐。

砂仁（七分）半夏（一钱）杏仁 人参 赤茯苓 浓朴 白扁豆 藿香叶（各八分）白术（一钱）木瓜 苍术（各五分）甘草（三分）

上用姜三片，枣一枚，水二钟，煎一钟，食远服。

霍乱吐泻，始因饮冷，或胃寒，或大饥，或大怒，或乘舟车马伤动胃气而致。若心痛则先吐，腹痛则先利，心腹齐痛吐利并作，名曰霍乱。其症头旋眼晕，手脚转筋，四肢逆冷，用药稍迟须臾不救，若误饮食立死，治宜温药解散。腹痛面青不渴为寒，腹痛燥渴面赤为热，急无药时，热用盐打井花水多饮，寒用吴萸、木瓜食盐各五钱同炒焦，先煎水三碗，令百沸入药同煎至二碗，随饮药入即苏。定后服前六和汤，寒加干姜，热加黄连各一钱。

湿之一症，有自外入者，有自内得者。阴雨湿地皆从外入，宜汗散，久则疏通渗泄之。过食生冷湿面、潼酪或饮酒，其症肿满，皆自内而出也，宜实中宫，淡味渗泄利小便为最。若湿肿脚气，亦当汗散。

加味胃苓半夏汤

治诸湿，随症加减用。

陈皮（八分）白术　半夏　茯苓（各一钱）酒芩　羌活（各八分）苍术（一钱半）甘草（四分）

上用姜三片，水煎服。湿在上倍苍术，湿在下加升麻八分，内湿加猪苓、泽泻各一钱，桂少许。中焦湿与痛，有实热者加黄连、木通各一钱。肥白人因湿沉困怠惰，是气虚，加人参、黄芪各一钱，倍白术。黑瘦人沉困怠惰是湿热，加白术、黄芩、酒炒白芍药各一钱。

山精丸

健脾去湿，息火消痰养血（方见滋补类）。

薏苡仁粥

（方见养老类）

泄泻有五不可，例：治泻水，腹不痛者，湿也；饮食入胃不停，完谷不化者，气虚也；腹痛水泻，肠鸣，痛一阵泻一阵，火也；或泻或止或多或少者，痰也；腹痛甚而泻，泻后痛减者，食积也。当随症加减而分治之。

加味胃苓汤

治诸泻，依后加减用。

陈皮（一钱，炒）苍术（米泔浸，去皮，切片，日晒干，盐水炒，一钱半）黄芩（一钱）泽泻（一钱）白术（陈土炒，一钱半）白芍药（酒炒，一钱半）猪苓 赤茯 芩黄连（姜汁炒，八分）半夏（姜汁炒，一钱二分）甘草（五分）桂（二分）

上用水二钟，姜三片，灯心一分，煎八分，空心温服。泄泻注下如水，本方加苍术、车前子，倍加白术，为末，空心米汤调下，煎服亦可。湿热甚，肛门如热汤者，本方去桂，加滑石末（二钱），倍黄芩（一钱），山栀（炒）一钱，木通八分。腹中痛，下泄清冷，喜热手烫熨，口不燥渴者，乃寒泻也，三倍桂，加肉豆蔻（面包煨）一钱，病甚者加丁香、制附子（各八分），作丸服。如人泻谷道不合，或脱肛，此元气下陷，及大肠不行收令故也，用白术、芍药、神曲（俱炒）、陈皮（不去白）、肉豆蔻（煨）、诃子肉、乌梅、五倍子（各等分）为丸，以四君子加防风、升麻煎汤送下，此法试效。如食积，时常腹痛泻积，先以木香槟榔丸或枳实导滞丸推逐之，然后以四苓加厚朴、苍术、神曲、麦芽作丸服，以安胃气，二方见袖珍方内。五苓去桂名四苓。如泻水腹不痛者属气虚，四君子倍白术加黄芪、升麻、柴胡、防风，补而提之。

泄泻日夜无度，诸药不效者，用针砂、地龙、猪苓各等分为末，生葱捣汁调方寸匕，贴脐心，小便长，泻即止。

大人小儿吐泻日久、垂死，灸天枢二穴（在脐两傍各开二寸），气海一穴（在脐下一寸半），中脘穴（在脐上四寸半）。

加味香砂枳术丸

治饮食所伤，脾胃不和，欲作泻痢，并七情所伤，痞闷呕吐，不思饮食，泻痢后理脾胃、去余滞，此药一运一动，一补一消，活法用之，极有奇效。

白术(土炒,二两)黑枳实(麸炒,一两)半夏曲(真者,一两半)陈皮(去白,一两)砂仁(炒七钱半)香附(醋浸晒干炒,一两)麦芽面(一两炒)木香(不见火,五钱)黄连(姜汁炒,冬五钱,夏一两)神曲(炒一两)

有痰加竹沥(半碗)、姜汁(二盏)。

上为末,薄荷煎汤打老米糊为丸,如梧桐子大,每服七八十丸,食远白汤送下。

参苓白术丸

泻痢后调理脾胃,极稳,累效。

人参(一两五钱,去白)白术(土炒二两)白茯苓(去皮一两半)甘草(炙一两)山药(姜汁炒,一两半)砂仁(炒一两)薏苡仁(炒二两)桔梗(去芦炒一两)莲肉(去皮心,一两半)

若痢后虚弱,用石莲肉、黄连(用吴茱萸同浸半日,连汁炒干,去萸,一两)。余外脾胃虚弱调补只照本方。

上为末,晚米糊一半,蜜一半,和为丸如梧桐子大,每服七八十丸,食远白汤送下。

治老少脾泄久不愈神方

用冬米造饭锅巴净末四两,莲肉(去心)净末四两,享糖末四两,共和匀,每服三五匙,食远白汤调下,一日三次。邹太湖先生传。

养脾进食丸

治泻痢后脾胃虚弱,饮食减少。

人参白术(土炒)白茯苓(各三两)甘草(一两半)陈皮 半夏曲 厚朴(姜汁炒各二两)苍术(麸炒三两)砂仁(炒一两半)神曲(炒)麦芽(炒各二两半)木香(五钱)

上为细末，神曲、麦芽、面打糊为丸，如梧桐子大，每服五十丸，食远白汤送下。

疟症，春夏因饮食劳倦而得，秋冬因伤暑而成，然无痰不能作。属三阳，宜汗、宜吐，属三阴宜下、宜温，宜分治之。

柴苓平胃汤

治疟初起，热多寒少，宜此方分利。

柴胡（一钱半）黄芩　苍术　半夏（各一钱）甘草（三分）白术（一钱半）白茯苓　陈皮浓朴　人参　猪苓　泽泻（各八分）桂枝（五分）

上用水二钟，姜三片，枣一枚，煎八分服。

清脾饮

服前方一二服，不止，再用此方。

白术（一钱半）厚朴（八分）白茯苓　半夏（各一两）甘草（四分）柴胡（一钱半）黄芩（一钱二分）青皮　草果　槟榔（各七分）

上用姜三片，枣一枚，水一钟半，煎八分，空心服。渣再并，将发时服。若大渴，加知母、麦门冬（各一钱），若不止加常山（酒炒，一钱半）、乌梅（二个），空心五更服即止。如不止，再用后方。

常山饮

截疟神方。

常山（烧酒炒，二钱）槟榔（一钱）草果（一钱）乌梅（二个）知母（一钱）贝母（一钱半）

上用姜三片，枣一枚，水八分，酒七分，煎八分，露一宿，五更日未出时面东，空心服。渣用酒浸煎，待将发时先服，立效。盖人多畏常山为吐药而不轻用，殊不知疟因痰作，常山吐去其痰，而疟即止，疟止以后方调补。

加味补中益气汤

疟后调理脾胃，并治余热。

即前补中益气汤倍柴胡（一钱），加半夏、黄芩、白芍药（各八分），姜枣煎服。方见春类。

露姜饮

治脾胃聚痰发为疟，寒多热少。

用生姜（四两），和皮带水捣汁一碗，夜露至晓，空心冷服，立止。

咒由科治疟法

不问久新疟疾，一次即愈。

用桃、杏、枣、梨随用一样，单梨亦好。咒曰：吾从东南来，路逢一池水，水里一条龙，九头十八尾，同伊食甚的？只食疟疾鬼。先念一遍吹果上。念七遍，吹果上七次。令患人于五更鸡犬不闻时，面东而立，将果食之，于净室中安卧，忌食瓜果、荤腥、热物。此法十治可好八九。

痢因热积气滞而成，又夏月过伤生冷，以致秋来发痢。先贤调行血则便脓自愈，调气则后重自除，此要法也。

枳壳大黄汤

痢初一二日，元气未虚，用此方下之。

枳壳（一钱半）槟榔（一钱）浓朴（一钱）大黄（壮实五七钱虚人三四钱）

上用水一钟半，先煎三味至一钟，下大黄，再煎二三沸，热服得快利为妙。

止痢极效方

既下之后，即以此方上之。

当归 赤芍药 淮生地(各七分)黄连(一钱)甘草(三分)酸石榴皮(八分)粟壳(蜜炒八分)地榆(八分)

上用水一钟半,煎七分,食前服,一服即止。

二妙香连丸

治赤白痢立效。

木香(一两)黄连(四两,吴茱萸二两,同浸一夜,炒干,去吴萸不用)

上二味为末,粟米糊为丸,如梧桐子大,每服七十丸,食远白汤下。初起宜推荡,本方加大黄(二两)、槟榔(一两)以行之,再以本方加肉豆蔻(鸡蛋清炒,一两五钱)以止之,此谓二妙也。

万氏方治痢十法

凡下痢,恶寒发热,身头俱痛,此谓表症,宜微汗和解,用苍术、川芎、陈皮、芍药、甘草、生姜三片煎。

其或腹痛后重,小便短,此为里症,宜和中疏气,用炒枳壳、制厚朴、芍药、陈皮、甘草、滑石煎。

其或下坠异常,积中有紫黑血而又痛甚,此为死血症,法当用擂细桃仁、滑石行之。或口渴及大便口燥辣是名挟热,加黄芩;或口不渴,身不热,喜热手熨是名挟寒。加姜、桂;其或下坠,在血泄之后,此气滞症,宜于前药加槟榔一枚。其或在下则缠住,在上则呕食,此为毒积未化,胃气未平,当认其寒则温之,热则清之,虚则用参、术补之,毒解积下,食自进。其或力倦,自觉气少懒食,此为挟虚症,宜加白术、当归身尾,甚者加人参。又十分重者,止用此一条加陈皮补之,虚回而痢自止。其或气行血和积少,但虚坐努責,此为无血症,倍用当归身尾,却以生芍药、生地黄,而以桃仁佐之,复以陈皮和之,血生自安。

其或缠坠退减十之七八,秽积已尽,糟粕未实,当用炒芍药、炒白术、炙甘草、陈皮、茯苓煎汤下固肠丸三十粒。然固肠丸性燥，恐尚有滞气未尽行者，但当单饮此汤，固肠丸未宜遽用。盖固肠丸有去湿、实肠之功。

其或痢后糟粕未实，或食粥稍多，或饥甚方食，腹中作痛，切不可惊恐，当以白术、陈皮各半煎汤服之自安。

其或久痢后体虚气弱，滑下不止，又当以药涩之。可用诃子、肉豆蔻、白矾、半夏，甚者添牡蛎，可择而用之，然须以陈皮为佐，恐大涩亦能作痛。又甚者，灸天枢、气海。上前方用厚朴专泻滞凝之气，然浓朴性大温而散，久服大能虚人，滞气稍行即去之。余滞未尽则用炒枳壳、陈皮。然枳壳亦能耗气，比之浓朴稍缓，比陈皮稍重，滞气稍退，亦当去之，只用陈皮以和众药。然陈皮去白有补泻之兼，若为参、术之佐，亦纯作补药用。

凡痢疾腹痛，必以白芍药、甘草为君，当归、白术为佐。恶寒痛者加桂；恶热痛者加黄芩。达者更能参以发气，时令用药，万举万全，岂在乎执方而已哉？

火症有虚实轻重。轻者可降，重则从其性而折之。实火宜泻，虚火宜补，阴虚火动难治，宜滋阴降火。

升阳散火汤

治男妇四肢发热，筋骨间热，表热如火燎于肌肤，扪之烙手。此病多因血虚而得，或脾胃过食冷物，郁遏阳气于脾土之中，并治。此火郁发之之义也。

升麻（五分）葛根　羌活　独活（各七分）白芍药（一钱）人参（去芦）黄芪（生用，各八分）甘草（四分，半生半炙）柴胡（七分）防风（五分）

上用姜枣水煎温服。忌生冷寒物。此虚火宜补宜散。

黄连解毒汤

治实火燥乱、烦渴，蓄热内甚。

黄连黄芩黄柏栀子(各等分)

上用水煎服。加大黄名栀子金花丸,亦治实热火,此实火宜泻。

滋阴降火汤

治阴虚火动,起于九泉,此补阴之妙剂也。

当归(一钱)川芎(五分)白芍药(薄荷汁炒)黄芩(十分)生地黄(姜汁炒)黄柏(蜜水炒)知母(同上)各八分 柴胡(七分)熟地黄(各八分)麦门冬(八分)

上用姜一片,枣一枚,水煎服。别以附子为末,唾津涕贴涌泉穴。气虚加人参、黄芪(各八分),咳嗽加阿胶、杏仁(各七分)、五味子(三分),咯、唾、衄血加牡丹皮(八分)藕节自然汁(三匙)犀角末(五分)。此与前补阴散大同小异,详轻重参用。

玄明粉、秋石皆降火甚速,宜频用之,童便亦好,方并见前。

痰症属湿,乃津液所化。因风寒湿热之感,或七情饮食所伤,以致气逆液浊变为痰饮,故曰:痰因火动,降火为先,火因气逆,顺气为要。以加味二陈汤主之。

加味二陈汤

橘红(去白,一钱)半夏(制)贝母(各一钱半)白茯苓(去皮,一钱)甘草(三分)枳实(炒一钱)天花粉(七分)黄芪(酒炒,一钱)白术(一钱二分)防风(去芦)连翘(各五分)香附(童便炒,一钱)槟榔(六分)

上用姜三片,水二钟,煎一钟,食远服。

半夏汤

消痞化痰甚捷。

半夏(姜汁拌透晒干)陈皮(盐水微浸去白)白茯苓(各二钱)桔梗(去苗炒)枳实(炒各一钱)

上用姜三片煎,食远服,或丸亦可。

滚痰丸

治一切宿滞及风热之痰。

大黄(锦纹者八两,酒蒸九次)黄芩(酒浸,连酒炒干,八两)沉香(不见火,五钱)青礞石(一两半,用焰硝一两半,用火煨如金色去硝)朱砂(天葵草伏过,一两,另研)

上为细末,面糊为丸,如绿豆大,朱砂为衣。每服五十丸,食后白汤或茶下。

清心化痰丸

养心消痰,降火,极效。

南星(一斤,为末用腊月牛胆五个,装入胆内至春取出,净用十五两)半夏(汤泡七次,姜汁浸透、晒干,十两)石膏(一斤,用甘草四两,同煮一日,去甘草,晒干,十五两)白芷(四两)真玄明粉(四两,用腊雪水制的)米朱砂(用天葵草伏,三两,另研)

上为末,姜汁糊丸如绿豆大,朱砂为衣。每服八九十丸,食后白汤送下。

清肺化痰丸

(一名祛痰丸)清痰降火甚速,酒客尤宜。

旋复花(去梗叶净末,一两)南星(五钱,姜制)半夏(五钱,姜制)

上先以南星、半夏二味,水浸夏二日,秋三日,冬五日,取出晒干,共为细末。九月采半黄栝蒌六枚,淡竹沥一杯,匀和三味,共入石臼捣极烂,为薄饼,先用黄蒿铺匣内二寸厚,将饼安于蒿上,仍用蒿覆地下,略薄。三七日取出晒干,此栝蒌曲,石臼捣为细末与后开药合用:白术(炒)、白茯苓(去皮,各一两)、黄芩(酒炒)、黄连(姜汁炒)、香附(童便浸炒)、甘草(半炙,各五钱)、枳实(麸炒,五钱)、陈皮(盐水浸一半去白,一半不去白,一两)、晋矾(一钱)、五倍(一钱)上为末,与前栝蒌曲末和匀，用痰生姜汁打糊为丸，如梧桐子大。每服四五十丸，早晚各进一服，白汤下。上此方出，医家必用。古今痰方见效，捷者无右于此，服久且能健脾胃，试有奇验。痰火为害危极者，擂烂从鼻灌之，无不愈者。

眩晕之症因虚，痰火炎上故也，宜清阳除眩汤主之。

旋复花　天麻（各八分）半夏（制）陈皮　白茯苓　白术（各一钱）槟榔（八分）人参（六分）甘草（四分）

上用姜三片煎，食远服。

呕吐翻胃皆属胃虚气逆，膈上有痰，亦有寒有热，宜大半夏汤随寒热加减主之。

陈皮（去白，一钱半）、茯苓（去皮，一钱半）、半夏（姜汁制，二钱半）上用水煎，临服入生姜自然汁半盏和服。属热加芩、连（各一钱半）属寒加生姜十片，同煎，服时仍入姜汁半盏。属胃虚加参、术（各一钱半），服时亦用姜汁。

翻胃膈食之症属气虚，右脉缓而无力者是，宜人参、白术、茯苓、甘草少。属血虚，左脉数而无力带涩者是，抚芎（七分）、白芍药（一钱半）当归（二钱）、熟地黄（一钱半）、红花（三分）气血俱虚，口中多出沫者是，并用前八味。属痰脉多滑数，寸关脉沉或伏而大者是，宜陈皮（去白一钱半）、半夏（二钱姜制）、茯苓（一钱半）、甘草（五分）属热六脉洪数有力者是。宜黄芩、黄连、黄柏、栀子各等分。属寒六脉沉微而迟者是。宜人参、白术、干姜（各一钱）甘草（减半）加白豆蔻仁、丁香、沉香（各七分）并用童便、韭汁、牛羊乳、竹沥、姜汁，共半钟入前药，半钟和匀服，一日服一次。此法虽缓，不犯狼燥。若能清心寡欲，内观自养，服久必获奇效。

黄疸症专属湿热，盒曲相似，宜茵陈五苓散主之。

茵陈（三钱）白术　赤茯苓（各一钱半）猪苓　泽泻（各一钱）苍术　山栀　滑石（各一钱二分）甘草（生三分）桂（二分）

上用水煎，入灯心一握，食远服。

秘传枣矾丸

治黄胖累有奇效，妙不可言。

红枣（一斤，去核）鸡肫皮（四个，焙干为末）皂矾（一两）酽醋（一碗）

上为末，醋煮，飞罗面为丸，如绿豆大。每服五十丸，食远酒下。

夏月时气瘟疫并伤寒、伤风，并宜十神汤，随兼症加减用。

川芎　白芷　麻黄　紫苏叶（各七分）干葛（一钱半）升麻（七分）陈皮　香附　芍药（各八分）

上用姜三片，葱白五寸，淡豆豉（一钱半），水一钟半，煎八分热服。无汗，恶寒发热，根据本方；热甚加黄芩（一钱半），石膏（二钱）；有汗去麻黄、葱白。

河间先生制双解散，即防风通圣散合益原散，是专治夏月伤寒，时行瘟热等症。随所见症加减用之，极为切当。但大黄、芒硝、麻黄三味，须对症渐加减。自利去大黄、芒硝；自汗去麻黄、葱白，防风通圣散见春类。益原散一名六一散，见本类前。

秋月诸症治例

《内经》曰：秋三月，此谓容平，天气以急，地气以明，早卧早起，与鸡俱兴，使志安宁，以缓秋形。收敛神气，使秋气平；无外其志，使肺气清，此秋气之应养收之道也。逆之则伤肺，冬为飧泄，奉藏者少。

大抵秋三月，天气清肃下降，人气亦下降。故秋月诸症宜下（谓下泄也）、分利（谓利小便），宜清，和解，不宜升散。

秋月，肺、大肠，金气用事。金旺则木受制，故有诸郁、诸气、诸痛、诸疮、诸积等症，治法当随症轻重，加减治之。故秋月宜培脾土以生肺金，滋肾水以养肝木，养血以润燥，损其有余，益其不足，此大法也。今将秋月诸症宜用之方，详陈于左，随症活法用之，毋蹈实实虚虚之弊。

参苏饮

治秋月伤寒，发热、头疼、咳嗽或中脘痞满，呕吐痰水，宽中快膈不致伤脾及感冒风邪头疼鼻塞，憎寒壮热，名曰重伤风，服之极效。

人参（八分）紫苏叶 前胡 半夏 葛根（各一钱）茯苓 桔梗 枳壳 陈皮（各八分）

上用水一钟半，姜三片，葱头一根，煎八分热服。

咳嗽加五味子（五分），杏仁（七分）；久嗽有肺火去人参加桑白皮、杏仁（各八分）；鼻衄加麦门冬、山栀仁（炒黑）、乌梅、茅根（各一钱）；呕逆加砂仁（五分）、藿香（八分）；吐衄过多加四物汤，即茯苓补心汤也；头痛加川芎、白芷（各八分），细辛（五分）；脾泄加白术、黄芪、白扁豆、连肉（各一钱）。

气症有九，其治则一，惟顺与降，最为要法。须兼郁治宜用十六味木香流气饮主之。此方治男妇五脏不和，三焦气壅，心胸痞闷，咽塞不通，腹肋胀满，呕吐不食，上气喘急，咳嗽痰盛，面目浮，四肢肿，小便秘，大便结，忧思太过，阴阳之气郁结不散，壅滞成痰，脚气肿痛并气攻肩背，胁肋走注疼痛，并宜服之。

紫苏叶 当归 川芎 青皮 乌药 桔梗 白芍药 茯苓 半夏 黄 枳实（各八分）防风（五分）甘草（三分）木香（五分）陈皮 槟榔（各六分）

上用水二钟，姜三片，枣一枚，煎一钟，不拘时温服。

五磨饮子

治七情郁结，等气或胀痛或走注攻冲。

木香 乌角沉香 槟榔 枳实 台乌药

上各等分，以白酒磨服。

开郁汤

治恼怒，思虑气滞而郁，一服即效。

香附（童便浸炒）贝母（各一钱半）苍术　抚芎　神曲（炒）山栀（炒）陈皮（去白）茯苓　枳壳（去穰，麸炒）苏梗（各一钱）甘草（三分）

上用姜一片，水二钟，煎一钟，食远服。有痰加半夏、南星（各一钱）；有热加黄芩、黄连（各八分），柴胡（一钱）；血郁加桃仁、红花（各八分）；湿加白术、羌活（各一钱）；气加木香（五分）、槟榔（八分）；食积加山楂、神曲（各一钱），砂仁（七分）。

铁瓮先生交感丹

治先富后贫，先贵后贱或终身不得志。抑快不快及妇人七情郁结。师尼寡妇抑郁不开并效。

香附（童便浸高一指，待七日洗净，晒干捣碎，醋炒一斤）白茯神（去皮心，四两，人乳浸，日晒夜露七日夜）

上二味为末，炼蜜七分，神曲三分，打糊和为丸，如弹子大。每服一丸，不拘时，滚白汤化下。

加味越鞠丸

常服，调脾、开郁、思食。

香附（童便浸、晒干炒，四两）苍术（米泔浸去皮，麸炒，四两）抚芎（四两）山栀（四两，姜汁炒）神曲（炒，四两）陈皮（去白，二两）白术（炒，二两）山楂（去子，净肉二两）黄芩（酒炒，一两半）

上为末，水丸如梧桐子大，每服六十丸，食后白汤下。

潮热之症有阴阳之分。平旦潮热，自寅至申，行阳二十五度，诸阳用事，热在行阳之分，肺气主之，宜白虎汤泻肺中之火。日晡潮热，自申至寅，行阴二十五度，诸阴用事，热在行阴之分，肾气主之，故用地骨皮以泻血中之火。盖地骨皮泻肾火，总治热在外；牡丹皮治心包络之火，无汗而骨蒸，又能泻阴中伏火。四物汤内加此二味，治阴分潮热极效。妇人骨蒸潮热，以逍遥散加此二味，累用尤妙。若气虚潮热，用黄三钱，人参、甘草各一钱五分，甚者加熟附五分，二三服即效，盖甘温能除大热也。若血虚发热，用四物汤加柴胡、防风、地骨皮极效。

加味犀角地黄汤

治吐血、呕血、衄血。盖诸失血，乃火载血上，错经妄行，其脉必芤，此方主之。身热脉大者难治，血症复下恶痢者易愈。

犀角（镑） 生地黄 芍药 牡丹皮 麦门冬 黑山栀仁（炒黑）韭菜根（自然汁吃透）各等分

上每服五钱，水一钟半，煎七分，温服。

一方，治吐血不止，用干姜炒黑，腊月装入牛胆内，至春取出为末，每用方寸匕，童便调下立效，此从治也。

一方，治诸失血，用壮血余烧灰存性，每服二钱，米饮调下立止；衄者以少许吹入鼻中妙。

玄霜膏

治吐血虚嗽神效。

乌梅（煎浓汁，四两）姜汁（一两）萝卜汁（四两）梨汁（四两）柿霜（四两）款冬花 紫菀（各二两，俱为末。以上药制下听用）

另用白茯苓十两，取净末半斤，用人乳三斤，将茯苓末浸入，取出晒干，又浸又晒，乳尽为度，却将前冬花、紫菀末、柿霜、白糖并各汁再加蜜糖四两和匀，入砂锅内，慢火煎熬成膏，丸如弹子大。每服一丸，临卧时噙化，薄荷汤漱口，半月即效而愈。

溺血属热盛，下焦痛者为血淋，不痛者为溺血，生地黄饮主之。

生地黄（四钱）小蓟 滑石 通草 蒲黄（炒）淡竹叶 藕节 当归 山栀 甘草梢（各五分）

上用水煎，空心服，并治血淋。

小儿溺血，用甘草、升麻煎汤调益原散，空心服，立效。

清心连子饮

治遗精梦泄赤白浊。

黄连　生地黄（酒洗）麦门冬　当归（酒洗，各一钱）甘草（半生半炙，五分）茯苓（一钱二分）远志（七分）酸枣仁（八分）石连肉（一钱二分）人参（八分，初起不用）

上用水煎，空心服。

金樱煎丸

治梦遗精滑，及小便后遗沥，或赤白浊。

芡实粉（四两）白莲花须（未开者佳，二两）白茯苓（二两，去皮心）龙骨（五钱）秋石（真者一两）

上药为末听用，外采经霜后金樱子，不拘多少，去子并刺，石臼内捣烂，入砂锅内用水煎，不得断火，煎约水耗半取出，澄滤过，仍煎似稀饧，和药末为丸，如梧桐子大。每服七八十丸，空心盐、酒下。余膏每用一匙，空心热酒调服，其功不可具述。

归脾汤

治思虑过度，损伤心血，健忘怔忡，不寐。此药解郁结，养心健脾生血。

白术　白茯神　黄芪　当归（各一钱）木香（三分）圆眼肉（三枚）人参（八分）甘草（炙三分）酸枣仁（炒研，一钱二分）

上用姜一片、枣一枚，水煎，食远服。

自汗阳虚宜黄芪白术汤主之。

黄芪（二钱半）人参（一钱）白术（麸炒，一钱二分）甘草（炙，五分）当归（八分）

上用浮小麦一撮，水一钟半，煎七分，食远服，忌五辛热物。

盗汗阴虚宜当归六黄汤主之，乃治盗汗之圣药也。

当归 生地黄 熟地黄（各一钱）黄连（炒）黄柏（炒）黄芩（炒，各八分）黄（一钱半）牡蛎（煅，五分）

上用水二钟，煎一钟，临卧通口服。

耳鸣肺火盛，肾气虚，宜四物汤四钱、黄柏三钱、童便煎，空心服。

通灵丸

治耳聋。

松香（五钱）巴豆（二十粒，为末）

上将松香溶化，入巴豆末和匀，葱汁为丸，如枣核大，绵裹塞耳，左聋塞右，右聋塞左，两耳聋次第塞之。

治耳痟出脓

白枯矾（五钱）麝香（五厘）胭脂胚（三分半）陈皮灰（五分）

上共为末，先用绵枝子缠去脓，另用绵裹药作丸塞耳内。

四物三黄汤

治目赤暴发，云翳赤肿，痛不可忍。

当归 川芎 芍药 生地黄（各一钱）羌活 防风 黄芩 龙胆草 黄连 甘菊花（各八分）玄参 薄荷（各五分）

上用水一钟，半煎八分，食后通口服。

石膏羌活散

治久患两目不睹光明，远年近日内外气障，风热上攻，昏暗，拳毛倒捷，一切眼疾，并宜服之。

羌活（治脑热头风）密蒙花（治羞明怕日）木贼（退翳障）白芷（清利头目）麻子（起拳毛）细辛（起倒捷）川芎（治头风）苍术（行气开郁）

石膏（去胃热）黄芩（退肺火）甘菊花（明目去风）荆芥（治目中生疮）藁本（治偏正头风）甘草（和诸药）各等分

上为末，每服一钱至二钱，食后临卧用蜜水一盏调下，或清茶亦可，日进三服，十日渐明，二十日大验。此方治数十人俱效，后人加当归、枸杞子、栀子仁、连翘、柴胡、薄荷、防风、桔梗、天麻各等分，为小丸服亦效。

加味羊肝丸

治一切目疾翳膜内外障。

白乳羊肝（一具，以竹刀刮开，去膜蒸熟捣如泥）甘菊花（五钱）黄连（一两）防风（去芦）薄荷（去梗）荆芥穗（去梗净）羌活　当归　生地（各五钱）川芎（三钱）

上为末，羊肝泥和为丸。如丸不就，加少酒糊丸，如梧桐子大。每服六七十丸，食后浆水下，临卧茶清下减半。

育神夜光丸

明目，去翳障，神效。

当归（酒浸洗，全用烘干）远志（以甘草水煮，去心）牛膝（去芦，酒洗，淮庆者佳）甘菊花（去梗叶）地骨皮（去木，洗净）甘州枸杞（去梗）菟丝子（酒洗，去土，再以酒浸经宿，煮烂，捣成饼，晒干听用）淮生地（酒洗）淮熟地（酒洗，煮烂，二味同入石臼内捣如泥）

上除地黄外，共为末，以地黄膏和匀，炼蜜为丸如梧子大。每服六十丸，空心盐汤食后温酒、临睡茶清送下。

洗眼方

当归　黄芩　黄连（各一钱）铜绿　皮硝　白矾（各七分）

上药以绢袋盛，煎汤，洗目，极明，去热。

又方

用王瓜（去穰），以皮硝装入腌一宿，待其硝吐出，洗目极明。

清胃散

治胃经风热牙齿或牙跟肿痛或牵引头脑俱痛或面上发热并治此方累用极效。

当归身（酒浸）黄连生地（温酒洗，各一钱）升麻（二钱）牡丹皮（去木，一钱五分）石膏（二钱）

上用水煎，食后少时服。

治风虫牙疼痛不止。

芫花 小麦 细辛 川椒 蜂房 食盐（各一钱）

上用水煎，漱之勿咽，极效。

白蒺藜散

治牙疼，龈肿，动摇，常擦漱固齿。

用白蒺藜不拘多少，去刺为粗末，每服五钱，淡浆水半碗，煎七八分，去渣，入炒盐末一撮，带热时时漱之，别无所忌。然虽药味不众，盖单方之药取效甚速。《神仙秘旨》云：若人服蒺藜一年以后，冬不寒，夏不热；服之二年，老者复少，发白复黑，齿落更生；服之三年，长生轻身。今虽不作汤散服饵，久而漱之，其效亦同。

乌须固齿方

七月取旱莲草，连根一斤，用无灰酒洗净，用青盐四两，腌三宿取出，无油锅内炒存性，时将原汁渐倾入，炒干为末，每日清晨用一钱刷牙，连涎咽下。此二方简而效大。

治阴虚气郁牙出鲜血方

川芎 当归 白芍药 生地黄 生甘草（减半）牛膝 侧柏叶 香附（各

等分）

上用水一钟半，煎八分，食稍远服。

治舌上无故血出，如泉不止，用槐花炒为末掺之。

治小儿走马牙疳，一时腐烂即死，此方极效，神速。

用妇人溺桶中白垢（火煅，一钱）、铜绿（三分）、麝香（一分半），各研和匀，敷上立愈。

既济丹

治口舌疮神效。

用黄连、干姜等分为末，搽上流涎即愈。

治小儿口疮不下乳食

以白矾汤于脚上浸半日，顿宽。试效。再以黄柏（蜜炙）、僵蚕（炒）等分为末，敷疮上立下乳而安。

苍耳丸

治鼻流浊涕水不止，名曰鼻渊。

辛夷（去梗，五钱）苍耳子（二钱半）白芷（一两）薄荷叶（五钱）

上为末，水丸弹子大，每丸一钱，每服二丸，食后葱茶汤下。

治血热入肺，名曰酒渣鼻，此丸主之。

用苦参净末四两，当归净末二两，和匀，酒糊丸如梧桐子大。每服七八十丸，食后热茶下。一方尽立效。

喉痺十八症，皆属热晕者，宜此。

宜刺出血。又针少商、照海二穴，极妙。宜服冰梅丸，此方治喉痹十八种俱效。

大南星（鲜者二十五个，切片）大半夏（鲜者五十个，切片）皂角（四两，去弦子净）白矾（四两）盐（四两）防风（四两）桔梗（二两）朴硝（四两）

拣七分熟梅子大者一百个，先将硝盐水浸一周时，然后将各药碾碎，入水拌匀。却将梅子置于水中，其水过梅子三指为度，浸至七日取出，漉干，又入水中浸透，又漉干，候药水尽为度。却将梅子入瓷瓶密封之，如霜衣起更妙。若用时，以薄绵裹之，噙在口令津液徐徐咽下，痰出即愈。一梅可治三人，不可轻弃。

青龙胆

治咽喉闭塞肿痛，并单、双乳蛾，大有神效。

用青鱼胆不拘数，以好鸭嘴胆矾逐个装满，阴干为末，净用三钱。黑牛胆一个，以白硼砂装入，阴干为末，净用二钱。山豆根末一钱。

上三味和匀，加冰片三分，点至蛾上或吹入，神效。此二方俱试，验过。

牛蒡子散

治风热上攻，咽喉肿痛，或生痈疮溃烂。

牛蒡子（二钱）玄参（去芦）升麻 桔梗（去芦）犀角（镑）黄芩 木通（去皮）生甘草（各一钱）

上作一服，水二钟，煎八分，食后服。

乌须羊肝丸

不独乌须发，亦能明目。

黑羊肝一具（竹刀切片，摆瓷盆内，羊胆汁涂，晒干。日日将胆汁涂晒，至百个为上，少则三五十个，惟胆汁多为佳。晒时以稀绢罩之，免蝇灰点污），次用：当归（四两，酒浸）、熟地黄（用怀庆者，酒蒸晒九次，干，六两）、川芎白芍药（酒炒）、何首乌（酒拌洗净，蒸晒干，各四两）、旱连草（蒸过，四两）、覆盆子（炒）、山茱萸（酒浸去核，晒干净肉，各四两）、白茯苓（去皮切片，人乳浸，日晒夜露，候干）、生地黄（怀庆者，酒洗，各四两）。壮血余并童男童女发、自己发、胎发，不拘数，俱用花椒煎沸汤,泡过洗净晒干,入小瓦罐内,黄泥盐固济,炭火煅通红,埋地中三日,取出去土,敲破罐刮下研入,要以四两为佳,无则二两亦可。

上药俱不犯铁器,晒干,石磨磨为末。另用熟地黄十二两,用酒浓煎汁二碗,去渣煮糊为丸,如梧桐子大。每服空心酒下一百丸,临睡酒下七十丸,极能乌须发,聪耳明目悦颜色。

染须方

一方只用一二日,极妙。

五倍子(不拘多少,去灰研入砂锅内,炒存性,再以青布兜脚踏成饼,以瓦罐收,每次一钱)枯白矾(二分)生白矾(一分)青矾(一分半)硇砂(透明,一分)红铜末(醋炒通红,再用醋淬,又炒红,收起,每次五分)没石子(半分)

上为细末,用细茶五钱,石榴皮、柯子肉各一钱,浓煎汁半酒盏,调药于小盏内,以铜杓注水,将药盏入勺内慢火煮,量入水平盏七分,勿令水入盏内,煮待药面如绿云色皱起为度。次将皂角、白矾洗净须、发、鬓,拭干,将盏内药搽根并须数十次,微火烘略干,却尽将药搽染须鬓上,以湿纸数层折贴在须上,外以青布兜之,至天明须下干了,将温温皂角水洗净,根下若黑,以指点油擦之。少倾,以指搽之;如须干燥,以绢包核桃肉擦之,连染二次如法,其光润可同生成者。杓内煮药水,且当每夜擦根下一二次,则不生白短根,如同自然之妙。

冬月诸症治例

《内经》曰:冬三月,此谓闭藏,水冰地坼,无扰乎阳。早卧晚起,必待日光,若有私意,若已有得,去寒就温,无泄皮肤,使气亟脱,此冬气之应养藏之道也。逆之则伤肾,春为痿厥,奉生者少。大抵冬气严寒,万类潜藏，君子固密毋触冒寒邪。其触冒者，即伤寒也。悉遵仲景法，兹不详及。冬三月，太阳寒水用事，水旺则火受邪，金寡于畏，故喘嗽腹满急痛，癥瘕积聚，坚痞颓疝，下利清白，吐利腥秽，中风瘫痪，屈伸不便，厥逆等症作矣。治宜温中散寒，不宜攻下利泄。今将冬月诸症宜用诸方详陈于下，对症用之，则发无不中矣。

中风口噤，先用通关散吹入鼻中，候喷嚏口开。次用真正苏合香丸，姜汁调和，灌醒后用此方治之。

白术 天麻 当归 川芎 桂枝（减半）半夏 南星 陈皮（各等分）

上用水煎，加竹沥一盏，姜汁半盏，和服，则渐舒矣。

通关散

辽细辛（去土并叶）猪牙皂角（去弦子，炙赤，各一两）藜芦（生用，五钱）

上为末，每用一字吹入鼻孔中，得嚏为妙。

愈风饮

治半身不遂，手足欠利，语言费力，呵欠嚏喷，面木，口眼歪斜宽弛，头目眩晕，痰火炽盛，筋骨时痛，头疼心悸。

川芎（一钱二分）当归（一钱二分）生地黄（八分，姜汁炒）熟地黄（八分，姜汁炒）红花（四分，酒洗）牛膝（八分，酒洗）半夏（一钱，姜制）羌活（六分）防风（六分）天麻（一钱）南星（姜制一钱）白茯苓（一钱）黄芩（八分，酒炒）薄桂枝（六分，冬月七分）酸枣仁（八分，炒）白术（一钱五分）甘草（炙，四分）白芍药（二钱，酒炒）黄柏（三分，酒炒，夏月五分）

上作一服，水二钟，煎一钟，临服入姜汁、淡竹沥各三茶匙，清晨温服。此药活血消痰、疏风顺气、走肌表，利关节，累用极效。冬寒之月减黄芩三分，加炮川乌二分，桂亦减半；风病减川乌、桂俱不用。羌活，风家要药，若冬月遇有感冒，加至一钱。故治风莫先于顺气，气顺则痰清，火降而风自息矣。

乌药顺气散

治男妇风气攻注，四肢骨节疼痛，遍身麻痺，手足瘫痪，语言謇涩，筋脉拘挛，及脚气步履艰辛，腰膝软弱，妇人血风，老人冷气，胸膈胀满，心腹刺痛，吐泻肠鸣等症。

麻黄（去节）陈皮（去白）乌药（去木，各一钱半）川芎 枳壳（麸炒）白芷 白僵蚕（炒去丝）甘草 桔梗（各八分）干姜（炒四分）

上用姜三片，葱白三寸，水酒一钟半，煎八分，食远服。拘挛加木瓜、石斛各八分；湿气加苍术、白术各一钱，槟榔七分；脚气浮肿加牛膝、五加皮、独活各八分；遍身疼痛加官桂五分，当归一钱二分，乳香、没药各七分，另研和服；腰疼加杜仲一钱，大茴香七分；虚汗去麻黄加黄芪一钱半；潮热去干姜，加黄芩、柴胡、青藤根各八分；胸膈胀满加枳实、莪术各八分；夜间疼痛加虎胫骨、石楠叶、青木香各八分；头眩加细辛五分、芽茶七分；手足不能举动加防风、川续断、威灵仙各一钱；阴积浮肿合和五积散；四肢皆有冷痹加川乌、附子、交桂各八分；麻痹疼痛极者合三五七散；左瘫右痪加当归、天麻、白蒺藜各一钱；二三年不能行者合和独活寄生汤服；妇人血气，加防风、荆芥、薄荷各七分；风气日夜疼痛，午间轻，夜又重，合和神秘左经汤。

豨莶丸

治肝肾风气，四肢无力麻痹，筋骨疼痛，腰膝痿弱，亦能行大肠气，又治二十五般风眼，立瘥。常服此丸，必获奇效，其功不可具述。

用豨莶草一味，此草处处有之，俗呼为火枕草。其叶对节而生，似苍耳叶，用五月五、六月六、七月七、九月九收采，洗去土，摘其叶，不拘多少，曝干铺入甑中，用好酒和蜜层层匀洒，蒸之复晒，如此九次。为末，炼蜜为丸如梧桐子大，每服四十丸或五十丸，空心无灰酒送下。

搜风顺气丸

治三十六种风，七十二般气，上热下冷，腰脚疼痛，四肢无力，多睡少食，渐渐黄瘦，颜色不完，恶疮下疰，风气症癖气块，老人小儿皆可服，大能补精驻颜，疏风顺气。

车前子（二两半）槟榔　火麻子（微炒，去壳另研）牛膝（酒浸二宿）菟丝子（酒蒸，捣饼晒干）枳壳（麸炒）郁李仁（汤泡去皮另研）山药（姜汁炒，各二两）防风（去芦）独活（去土，各一两）山茱萸（去核净肉二两）大黄（五两，一半生一半煨）

上为末，炼蜜为丸如梧桐子大，每服三十丸，渐加至四五十丸，酒、茶、米饮任下，百无所忌，空心临睡各一服。久服去肠中宿滞，精神强健，百病不生，耳目聪明，腰脚轻健，老者反少。孕妇勿服，如服药觉脏腑微动，以羊肺羹补之。又治肠风下血，中风瘫痪，语言謇涩，百病皆治，老人尤宜。

冬月正伤寒，悉遵用仲景治法，不可移易。惟内伤生冷，外感风寒，头疼发热，肩背拘急，心腹痞闷，呕逆，恶风，四肢浮肿，寒热往来，腰膝疼痛，及妇人经候不调，并宜服生料五积散。

川芎　当归　白芍药（各一钱）枳壳　麻黄（去根节）白芷　半夏（各一钱二分）厚朴　官桂　干姜　桔梗　茯苓　陈皮（各八分）苍术（一钱半）甘草（五分）

上用姜五片，葱白二根，水二钟，煎一钟，温服，甚效。足浮肿加和五加皮散；老人手足疼痛加和顺元散；手足风缓加和乌药平气散；四肢湿痹加和乌药顺气散；因湿所感加和槟苏散；已成风痹加羌活、独活、防风；妇人经不调加柴胡、生地黄。

加减消风百解散

治冬月伤感风寒，头痛项强，壮热恶寒，身体烦痛，四肢倦怠，痰壅喘嗽，涕唾稠粘，自汗恶风，并宜服。

川芎　白芷　陈皮（各一钱）苍术（一钱半）紫苏（一钱二分）麻黄（去根，一钱半）桂枝（八分）甘草（五分）

上用姜三片，葱白二根，乌豆一撮，水一钟半，煎一钟。温服，以汗为度，无汗再服。

清肺饮子

咳谓有声，肺气伤而不清。嗽谓有痰，脾湿动而生痰。咳嗽者，因伤肺气而动脾湿也。病本虽分六气、五脏之殊，而其要皆主于肺。盖肺主气而声出也。治法虽分新久虚实，新病风寒则散之，火热则清之，湿热则泻之。久病便属虚、属郁，气虚则补气，宜加四君子；血虚则补血，宜加四物；兼郁则开郁，宜加抚芎、香附；兼痰则消痰，宜加半夏、栝蒌仁。滋之、润之、敛之、降之，此治嗽之大法也。

杏仁（去皮尖）白茯苓（各一钱）桔梗　甘草　五味子（各五分）橘红（七分）贝母（一钱二分）

上用姜，水煎，食远服。

凡嗽，春多上升之气，宜清肺抑肝，加川芎、白芍药、半夏各一钱，麦门、黄芩、知母各七分。

春若伤风咳嗽，鼻流清涕，宜清凉解散，加防风、薄荷、炒黄芩、麦门冬、紫苏各八分。

夏月多火热炎上，最重。宜清肺降火，加桑白皮、知母、黄芩、麦门冬、石膏各一钱。

秋多湿热伤肺，宜清热泻湿，加苍术、桑白皮各一钱，防风五分，黄芩、山栀各七分。

冬多风寒外感，宜解表行痰，加麻黄、桂枝、半夏、生姜、干姜、防风各一钱。

肺经素有热者，再加酒炒黄芩、知母各五分。

若发热头疼，鼻塞声重，再加藁本、川芎、前胡、柴胡各一钱。

有痰加半夏、南星、枳实。

湿痰脾困再加苍术、白术各一钱。

有痰而口燥咽干，勿用半夏、南星，宜加知母（蜜水炒）、贝母、瓜蒌仁、黄芩（炒）各一钱。

夏月热痰，或素热有痰，加黄芩、黄连、知母各八分，石膏一钱半。

上半日嗽者，胃中有火，加贝母、石膏、黄连各一钱。

五更嗽者加同上。

黄昏嗽者，火浮于肺，不可正用寒凉药。宜加五味子、五倍子、诃子皮各七分，敛而降之。

咳嗽日久肺虚，宜滋气补血，加人参、黄芪、阿胶、当归、天门冬、款冬花、马兜铃（酒炒）、芍药之类。肺热喘咳去人参，用沙参，此兼补血气也。

午后咳者属阴虚，即劳嗽也，宜补阴降火，加川芎、当归、白芍药、熟地黄、黄柏、知母、天门冬、瓜蒌仁各一钱，竹沥、姜汁传送，此专补阴血而降火也。

火郁嗽谓痰郁火邪在中，宜开郁消痰，用诃子皮、香附（童便制）、栝蒌仁、半夏曲、海浮石、青黛、黄芩等分为末，蜜丸噙化，仍服前补阴降火条所加药，失治则成痨。

痰积、食积作咳嗽，用香附、瓜蒌仁、贝母、海浮石、青黛、半夏曲、软石膏、山楂、枳实、黄连（姜炒）各等分为末，蜜丸噙化。

劳嗽见血加阿胶、当归、白芍药、天门冬、知母、桑白皮，亦于前肺虚、阴虚二条参用。大抵咳嗽见血，多是肺受热，邪气得热而变为火，火盛而阴血不得安宁，从火上升，故致妄行。宜泻火滋阴，忌用人参、黄芪等甘温补气之药。然亦有气虚而咳血者，则宜用人参、黄芪、款冬花等药，但此不多耳。

因咳而有痰者，咳为重，主治在肺。因痰而致咳者，痰为重，主治在脾。但是食积成痰，痰气上升，以致咳嗽，只治其痰，消其积，而嗽自止，不必用肺药以治嗽也。

喘嗽遇冬则发，此寒包热也。解表热自除，喘嗽亦止。

枳壳　桔梗　麻黄　防风　陈皮　黄芩　木通　紫苏　杏仁（各等分）

上用姜三片煎服。

治风寒郁于肺，夜嗽者，宜此方，取痰清嗽止，亦治哮喘。

麻黄（不去节根）杏仁（不去皮尖）甘草（生减半）知母　贝母（各一钱半）

上用姜三片，水煎服。有热加黄芩一钱。

小青龙汤

治寒嗽极效，方见春类。

治男人痞块，女人血块，此方极效，此药性不猛，而功效速。

阿魏（一两）木耳（四两，为末）生漆（滤去渣，净四两）蜜（六两）

上用锡罐一个，盛药封固，放锅内，水煮三炷香了，取起冷定。每服二茶匙，烧酒送下，日进三服，忌油腻、鱼、发物。

瓦垄子丸

治血块。丹溪云：消血块极效。

瓦垄子即花蚶也。取壳烧，以醋淬三次，为末，醋膏丸，如梧桐子大，每服七十丸，酒下。能消一切血气癥瘕，兼能消痰饮。

蜀葵膏

用蜀葵根煎汤去渣，再入人参、白术、青皮、陈皮、甘草梢、牛膝各等分，煎成汤。入研细桃仁、玄明粉各少许，乘热饮之，二服当见块下。如病重者，须补接之后加减再行此方，且攻且补，亦有至理。

通玄二八丹

治腹内饮食宿滞、积聚，止泻痢之妙药。如治积聚，清晨用姜汤服，稍泻二三行，即除却，以温粥补住。如治泻痢，食后用清茶服之即止，能行能止真仙方也。

黄连（半斤净）白芍药（五钱净）当归（五钱净）乌梅（去核五钱净）生地黄（五钱净）

上为末，用雄猪肚一个，以药盛于内，用线缝之，用韭菜二斤，铺甑底于锅内，蒸之，候汤干再添水蒸一日，以药熟为度，就猪肚共药，石臼内捣烂为丸，如梧桐子大，每服七十丸，照前引下。

牛郎散

追虫取积，大人小儿俱有奇效。

黑牵牛（四两，半生半炒）槟榔（二两）

上二味为末，每服大人三钱，小儿一钱半，五更空心滚水调下。凡服药须上半月虫头向上有效，若下半月虫头向下则不效矣。

治癖结年久成龟鳖者，累用极效。

用老军需一味，春夏用茎叶，秋冬用根，不拘多少，用好生酒一罐，外用鲫鱼一只，和药同入罐内，日落时煮，以鱼熟为度。令患人先食鱼，次饮酒，扑至次早，去大小便，见物下即是效。如不应，连服三五次，追其物无踪，神效妙不可言。非仁人君子切勿轻传。

按，《本草》云：老军需，春、夏、秋、冬常有，青出众草为尊。茎藤青叶似樻叶而尖，小根如须，白似芋头，根牵藤而去，俗名社公口须。亦治肿毒，采根擂生酒服，渣敷患处。

治痞积气块神方

其症初则如弹，渐长如力或如梭、如碗，形状不同，令人面黄体瘦，饮食少思，久治不痊，服此方二月渐消，三月断根。

用猪涩皮七个，即猪赤胰。新针七个，每涩皮用针一个，将针刺破内外。外用好明净皮硝七钱，研为细末，擦于涩皮上，腌七日，取出用铁器焙干，研为细末。再用水红花子七钱焙干为末，与前和均，每服三钱，清晨无灰好酒调服。忌生冷、房室、恼怒。不论男妇、老少，腹之左右，并皆治之。若频服五七料，大便下脓血即是效验，切不可用别药补之为妙。此药只可春、秋、冬合，夏恐坏了涩皮，若夏月急用，将涩皮腌，悬放井中，一七取出，用之亦妙。

乌梅丸

治酒积，消食积，化痰饮神效。

乌梅（去核净肉，半斤）半夏（四两）生姜（自然汁，半斤）白矾（四两）

上先将半夏、乌梅粗末，次将白矾化开，并姜汁共前末拌匀，新瓦二片夹定，炭火上焙三日三夜，以干为度。次入神曲、麦芽、陈皮、青皮、莪术、枳壳、丁皮、槟榔各二两，共为细末，酒糊为丸，如梧桐子大，每服五十丸，食远汤下。

按：此方治酒积极效。

神效煎方

治一切水肿，单腹胀，蛊胀，气虚中满。

茯苓皮 草果皮 五加皮 大腹皮 甘草皮 牡丹皮 地骨皮 生姜皮 木通皮 木瓜皮 大腹子 车前子 葶苈子 菟丝子 紫苏子

共咀片，水二钟，煎至八分服之。如要断根者，将十五味药等分为细末，各一钱五分。用雄猪肝一个，不下水者，先将温水煮一滚，用竹尖钻孔数个，入药在内蒸熟，切片，捣蒜蘸食之。不过一二个，永不发也。

调中健脾丸

治单腹胀及脾虚肿满，隔中闭寒，胃脘作疼，并皆神效。此药不伤元气，服有大益，勿轻视之。

白术（六两，黄土水泥拌炒）人参（二两）白芍药（二两半，火煨）黄芪(二两蜜炙)陈皮(三两,盐水拌炒)半夏(三两,汤泡七次)苍术(二两,米泔浸一宿炒)茯苓(二两)香附(三两,童便浸一宿)泽泻(二两半炒)紫苏子(一两半炒)黄连(二两半,吴萸水浸一宿炒,去萸不用)萝卜子(一两半炒)薏苡仁(三两炒)山楂肉(三两炒)草蔻仁(一两半,酒拌炒)五加皮(二两炒)沉香(六钱,另研不见火)瓜蒌(煅,一两)

煅瓜蒌法

用大瓜蒌二个,镂一孔,每入川椒三钱,多年粪碱二钱,敲米粒大,俱纳入栝蒌内,外以绵纸糊完,再用细纸觔盐泥封裹完固,晒干入火内煅通红为度。取出择去泥,与黑皮一并入药。

上共为细末,煎薄荷、大腹皮、汤打黄米糊为丸,如梧桐子大,每服百丸,日进三次,白汤下。

治心腹痛煎方

半夏(一钱二分)茯苓 陈皮(各八分)甘草(炙四分)川芎(一钱)苍术(一钱)栀子(韭根汁炒,二钱)黑干姜(炒成炭,七分,存性)

上用生姜三片,水煎服。

仙方沉麝丸

治心痛,腹痛,气痛不可忍,三服除根。

没药 血竭 沉香 辰砂(各五钱,各另研)麝香(三钱另研)木香(一两)

上各研为细末,和匀用甘草熬膏为丸,如芡实大,每服三丸,不拘时,姜盐汤嚼下。妇人产后血气刺痛极效。若加当归、琥珀各一两,乳香五钱,名神仙聚宝丹。治心腹痛及妇人血气腹痛,其效尤速,亲见服者永不再发。

青蛾丸

治肾虚,腰膝足痛,滋肾益阴,壮阳,久服奇效。

破故纸(川者佳,洗净酒浸少时,隔纸炒香,四两)川萆薢(真者四两,一两盐水,一两米泔水,一两童便,一两无灰酒,各浸一宿晒干)杜仲(四两,去粗皮,姜汁炒去丝)胡桃肉(汤泡去皮,八两)黄柏(四两,蜜炒)知母(四两,蜜炒)怀牛膝(去芦酒洗,净四两)

上为末,春夏用糯米糊,秋冬炼蜜,将胡桃肉捣烂为膏,和匀,捣千余下,丸如梧桐子大,每服七八十丸,空心盐酒或盐汤下,以干物压之。

当归活血汤

治寒湿,气血凝滞腰痛。

当归(酒浸)杜仲(姜汁炒去丝,各五钱)赤芍药 白芷 威灵仙(各三钱)肉桂(一钱)

上用水酒各一钟,煎至一钟,空心服。加羌活(二钱),防风(一钱)亦好。

头痛一症,属痰者多,有热、有风、有血虚,此方为主加对症药立效。

片黄芩(酒浸炒,一钱半)苍术 防风 白芷 羌活(各一钱)细辛(六分)

上用姜三片,水煎,食略远服。左痛属风与血虚,加川芎、当归(各一钱半)荆芥、薄荷(各八分);右痛属痰,加半夏(一钱半)茯苓、陈皮(各一钱),甘草(生三分);瘦人多兼热,倍用酒芩,少佐石膏;肥人多是湿痰,加川芎、南星、半夏(各一钱半),倍苍术。痰厥头痛非半夏不能除,头旋眼黑,风虚内作,非天麻不能除,并宜倍用之。

治脚气方

累试神效,绝胜诸方。

麻黄(三两,去根留节,炒黄)僵蚕(三两,炒为末)没药 乳香(另研,各五钱)丁香(一钱)

上各另研为末和匀,每服一两,好酒调下,取醉汗出至脚为度,盖俟汗干即愈。后用五枝汤洗，用桃、柳、梅、槐、桑，采嫩枝煎汤，先饮好酒三钟，再洗脚，住痛为妙。

治诸疝海上方

用黑雄猪腰子一对，不见水，去膜并内血，切片。用大小茴香各二两，俱炒为粗末，同腰子拌匀，再以前猪尿泡一个，入腰子、茴香末于内，扎住，用生白酒三碗，入砂锅，悬煮干至半碗，取胞切碎，

连药焙干为末，将前煮药剩酒打面糊为丸如梧子大，每服七十丸，空心好酒下，立效，除根，永不再发。

秘方

治外肾被伤，偏坠肿大。

用雄麻雀三五个，去肠肚，每个用白矾（一钱）装肚内，以新瓦二片将雀放瓦中，两头盐泥封固，以火煅通红，取出存性为末。每服一钱，空心好酒调下，一双尽全愈。此方家传，累用神效。

治小肠气痛方

用木馒头（二两）台乌药（三两）大茴香（五钱）

上三味炒红，研碎后用羌活、陈皮、防风、枳壳（各一两半），连前和匀，为粗末。每服一两，水一钟，酒一钟，煎八分，空心服。三服即消，此方亦试有效。

治肠风、脏毒、痔漏秘方

用大雄鸡一对，罩地板上，不与食饲，其饥甚，别移于净地上，用猪胰四两切碎，渐喂鸡，待其放屎渐收下，如此二三日，候鸡屎积至四两，晒干加入后药：

透明矾（四两）千叶雌黄　雄黄（各六钱）胆矾（五钱）朴硝（二两）

上各另研，为粗末。用砂锅，需要宽高约贮药之余，上有半节空者。

先以鸡粪一两在锅底,次以明矾一两,次以胆矾,次以雌黄,次以朴硝次,以雄黄,后尽以明矾在内,次加鸡粪在上,然后以新碗盖锅顶,簇炭火煅青烟尽为度,候冷取出,入石碾研为极细面。再加乳香、没药各五钱,各研极细,和匀,以小口瓷罐收贮。用时唾津调匀于手心,以新笔蘸点患处,日三五次,夜二次,先以羊毛笔蘸温汤,洗净软绢拭干,然后点药,庶得药力透肉,点后黄水沥出不止最妙,虽多不妨。三日后其痔自干枯剥落。倘硬煎汤频洗,白脱肠自红软收上。忌毒物酒色,一月即除根矣,内服后方。

加味脏连丸

治饮酒食炙热毒下坠,为肠风脏毒,痔漏下血。

用雄猪大脏一副,去两头各七寸。用黄连去毛,净末一斤,槐花净末四两,装入脏内,令满,用绳札两头口,上用小麦数十粒,放甑上蒸三时以脏黑,取看小麦极烂为度,入石臼捣如泥,丸如绿豆大。每服百丸,空心薄酒下。

按:此药价廉而功极大,膏粱酒色人尤妙。

胆槐丹

十月上巳日,取槐角子,拣肥嫩结实者,用新黄瓦盆二个,如法固济,埋于背阴墙下约二三尺深。预先寻黑牛胆五六枚,腊月八日取出装在胆内,高悬阴干,至次年清明日取出,新瓷罐收贮。空心滚白汤下,一日一粒,二日二粒,以渐加至十五日服十五粒止。以后一日减一粒至三十日复减至一粒止。如此周而复始,治一切痔漏,功效如神。

治脱肛

用屋檐前蜘蛛大者一个,去头足,烘研为末,以生桑叶盛之,托肛头上熏,半刻即进去,亲试神效。

真人活命饮

一切痈疽肿毒，只是热盛，血阴阳相滞而成，此方极效。

川山甲（三大片，以蛤粉炒去粉净用）天花粉（一钱）白芷（一钱）甘草节（一钱）贝母（一钱去心）乳香（一钱，另研药熟下）防风（七分，去芦）没药（五分，另研药熟下）皂角刺（五分）当归尾（酒洗，一钱五分）金银花（三钱）陈皮（一钱五分，去白）

在背俞，皂角刺为君；在腹白芷为君；在胸加瓜蒌仁（二钱）；在四肢，金银花为君；疔疮加紫河车（三钱，即金线重娄，如无亦可），上用金华好酒二钟，煎一钟温服。煎法须用大瓦瓶，以纸封固，勿令泄气。服时须辨其痈上下，上则饱服，下则饥服。能饮酒者，再饮数杯。此药不动脏腑，不伤血气。忌酸物、铁器。服后即睡，觉定定即回生矣。其方神功浩大，不可臆度。此剂当服于未溃之先，已溃不可服。

三黄散（一名阴阳黄）

治发背痈疽、疔疮恶节，一切无名肿毒，恶疮异症，焮热疼痛。初起未溃者，服之甚妙。

锦纹川大黄（二两，一半炭火煨熟，不可过性了，一半生）大甘草节（二两）

上为细末，每服一匙，空心温酒调下一二服，以利为度，立效。如无甘草节，终效不速。

神仙腊矾丸

消痈疽及肠痈。托里消毒，固脏腑，护膜止疼。

黄蜡（真者二两）明净晋矾（三两）

上先将黄蜡溶开，离火候少温，入白矾和匀，众手急丸如梧桐子大。每服五十丸，食前酒下，每日二服。

按，陶节庵曰：予详此方不惟定痛生肌而已，护膜止泻，消毒化脓及痈疽内生，化毒排脓，托里之功甚大；或金石丹药发疽，非此莫能治。更用白矾一两，每服一钱，温酒调下，尤效。有遍身生疮，状如蛇头，名曰蛇头疮，尤宜服之，每日百丸方有功效。若蛇蝎并一切毒虫所伤，以矾溶化，热涂患处，内更服之，其毒即解。诚外科之要药也。服至四两之上，愈见其功大。宜于痈疽溃后，服之甚稳，肠痈尤妙。服此即保无虞，真良方也。

神仙太乙膏

治痈疽及一切疮毒，不论年月深浅。已成脓，未成脓者，并宜用之。如发背，先以温水洗净，软帛拭干，用绯绢摊贴之，更用冷水送下。其膏可收十余年不坏，愈久愈烈。又治瘰、瘘疮，并用盐汤洗贴，仍用酒下百丸。妇人经候不通，作丸甘草汤下。一切疥疮，用麻油煎滚，取少许和膏涂之。虎、犬、蛇、蝎、汤火、刀斧伤者，皆宜内服外贴。

玄参　白芷　赤芍药　当归　生地黄　肉桂　大黄（各一两）

上切片，用麻油二斤，入铜锅内煎至黑，滤去渣，入黄丹十二两再煎，滴水捻软硬得中即成膏矣。

制丹法：用黄丹先炒紫色，倾入缸内，用滚水一桶泡之，再吸凉水满缸，用棒常搅，浸一宿去水再炒，如前二次，研末用。

按，陶节庵云：予尝用此膏治疮毒并内痈有奇效。忽一妇月水不行，腹结块作痛，贴脐下，经行痛止，后随症外贴内服，无有不效者。杨梅疮毒，溃烂者尤效，愈见此方之妙也。

彭幸庵都宪治发背方

凡人中热毒，眼花头晕，口干舌苦，心惊背热，四肢麻木，觉有红晕在背后，即取槐子一大抄，拣净，铁杓内炒褐色，用好酒一碗，煎滚去渣热服，酒尽大汗即愈。如未退，再依据前煎服。纵成脓者，亦无不愈。此三十年屡用屡验之奇方也。

忍冬花酒（即金银花也）

治一切痈疽发背，疔疮乳痈，便毒喉闭，乳蛾等症，不问已溃未溃。用金银花，连茎、叶捣烂，取汁半钟，和热酒半钟热服，甚者不过三五服即愈。如无鲜者，用干的一二两，水一钟，煎半钟，冲上热酒半钟和服。此二方，其药易得，其功甚大，山乡僻邑无医之处尤宜，知此法以备不虞。

治痈疽发背灸法

累用累验，凡人患痈疽发背，已结未结，赤热肿痛。先以湿纸覆其上，其纸先干处即是疽头结处。取大瓣蒜切如三钱厚，安在头上，用大壮艾灸之，三壮换一蒜。痛者灸至不痛，不痛者灸至痛方住。最要早觉早灸为上，才发一二日，十灸十愈；三四日十灸七愈；五六日三四愈；过七日则不宜灸。若有十数头作一处生者，用蒜研成膏，作饼纳疮头上，聚艾灸之，亦能安也。若背上初起未肿，内有一粒黄如粟米，即用独蒜切片，如前法灸之，次日去痂，脓自溃矣，极效不可言。

夏枯草汤

治瘰疬、马刀，已溃未溃或日久成漏者。用夏枯草六两，水二钟，煎至七分，去渣食远服。此生血清热，治疬之圣药也。虚甚宜煎浓膏，兼十全大补汤加远志、贝母、香附和服，并以膏涂患处尤佳。

三奇汤

治杨梅疮、疳疮、便毒，四服其毒即化为脓，从大便泻出，极妙，故名三奇也。并治诸肿毒，初起亦效。

金银花（二钱）赤芍药　甘草节　川山甲（蛤粉炒，各一钱）白蒺藜（去刺，二钱）白僵蚕（炒）连翘　当归尾（各一钱半）蜈蚣（一条，去头足尾）大黄（虚人三钱，实人五钱）皂角刺（一钱）

上用水酒各一钟,煎一钟。病在上食后服;病在下食前服。

治杨梅疮神秘二方

先服四帖,后服三帖,七日全好。经验过。

防风 皂角刺 天门冬 黄芩 瓜蒌仁 金银花(各五分)当归 熟地黄 木瓜 薏苡仁 紫花蒂丁 白藓皮 木通(各一钱)甘草(三分)土茯苓(四两)

上用水三钟,煎至二钟,作二次服,渣再煎,此方先服。

又方后服,前方去木瓜、木通、紫花蒂丁、白藓皮四味,加桔梗(七分)减土茯苓(二两半)照前煎服。忌椒、酒、煎炙、牛肉、茶、房事。

按:此二方先服效速,毒即出而易好,后服平和而疮自内消。

治�疮搽方

见效极速。用多年土墙上白螺蛳壳,不拘多少,洗去土净,火煅研为极细面,用六分。上好眼药坯四分,冰片五厘,另研和匀。米泔水洗净疮,拭干,将药搽上,就结压面,勿爬破,恁其自落。已试验过。

又方

红毼(烧灰存性,五钱)桃树上干桃(烧灰存性,五钱)炉甘石(火煅黄色,童便淬七次,二钱半)

上为细末,临搽入片脑少许,其疮先用椒葱汤洗净,后以药搽上三次即愈。已试验过。

五虎汤

治鱼口疮(俗名便毒)。已成者即溃,未成者即散。

五灵脂 木鳖子(去壳)穿山甲(蛤粉炒)白芷(各二钱五分)大黄(实人一两,虚人五钱)

上作一服,水二大钟,煎一钟,空心服。利五七行即好。一方加全蝎（五分）、僵蚕（二钱），尤妙。

治癣妙方

川槿皮　滑石　白薇（各三钱）鹰粪（七分）斑蝥（去翅头足，十个）蚯蚓泥干（一钱七分）青娘子　红娘子（各四个）

上为末，井花水调，浓敷患处。多年者五次，新近者三次除根。

治风癣、脓痰、疥疮煎方

一应诸疮毒，皆宜服，无不效者。

当归身尾（一钱半）赤芍药　黄芩　黄连　黄柏（各一钱）大黄（三钱七分）防风（八分）木鳖子（一个去壳）金银花　苦参（各一钱二分）

上用水一钟，酒一钟，煎至一钟后下大黄，煎三四沸取起，露一宿，五更服。若肠风脏毒下血，去木鳖子，加槐花（一钱）。

大枫膏

搽脓痰，疥疮神效。先服前煎药，二服再搽，三五日全可。

大枫子（去壳四十九个）杏仁（不去皮尖，四十九个）川椒　枯矾　轻粉（水银代亦可）蛇床子（另研净末）樟脑（各三钱）蜂窝（火烧存性）蛇蜕（火烧存性，各三分）柏油烛（三两）

上将诸药研细，以柏油烛化开，和匀调涂，三五日即愈。

治湿疮并疮膏

黄蜡（一两）头发（一拳大）香油（一两）轻粉（二钱另研）猪胆（二个）

上先将香油熬四五沸；次下黄蜡，又熬四五沸；再后下头发，文火熬，用槐柳条不住手搅，候发消化滤净，后下轻粉，略熬一时；取起放瓷碗内，冷水浸，少顷即成膏。一切湿疮、臁疮贴半日，黄水流出拭干，加药再贴，一七全愈。

又臁疮方

黄丹、官粉（各等分为末）用油纸将黄蜡熔化，涂纸上，将药掺贴疮上立效。

治臁疮海上方

赛隔纸膏，一七全愈。

用嫩槐条（四寸九分）嫩柳条（四寸九分）头发（一尺长，四十九根，上三味烧灰存性为末）川椒（四十九粒）轻粉（真者三钱）黄蜡（一两）香油（一盏）

上将香油、黄蜡熬熟放冷，却下轻粉，次下三味灰末，搅匀。用厚绵纸如疮大十二片，将药涂尽。其疮先用黄柏、荆芥汤洗净，将十二片纸重重贴上，以绳缚定，其痒不可当。次日除去贴肉一层，又以前汤洗净，再贴六日，除去六层全好，此治臁疮绝妙法也。

治脚指缝烂疮，用鲜鹅掌黄皮阴干烧灰存性，为末干掺。

治手足冻疮

用冬瓜皮、干茄根，二味煎汤热洗，不过三次即效。

治热疮

遍身发出脓血，赤烂如火丹，或如火烧者。

黄连 黄柏（各三两）赤小豆 绿豆粉（各一合）寒水石 紫草 漏芦（各七钱）

上为末，用香油调搽，一日三次即愈。

治火丹

用黄鳝头上血，涂即愈。如冬月无，以螺蛳肉捣烂，绞汁涂之亦可。

治汤泡火烧方

先以腊酒冷洗，以拔其毒。再用鸡蛋十余个，煮熟去白，以黄炒焦黑，取油约一盏。用大黄研末二两，调匀敷上，三日全好，无疮痕。

治四块鹅掌风

用千里光草一大握，苍耳草一中握，朝东墙头草一小握，共入瓶内，水煎百沸。以手少擦麝香，以瓶熏之。仍用绢帛系臂上，勿令走气，熏三次即愈。（千里光草即金钗草是也）

治脚垫毒

人脚走长路紧，被石块脚底垫肿，不能行步，痛不可忍。急用旧草鞋浸于尿桶内一宿或半日，外用新砖烧红，将浸草鞋放在砖上，以肿脚踏在上，火逼尿气入里，即消。此症诸方不载，如不早治，烂人脚，甚至杀人。走长路，脚肿痛亦可用此法，即消。

治拍蟹毒

人大指、次指隔界处，忽生肿毒，痛不可忍。若不早治，必烂人手，用鲜蟹研烂，涂患处立消。

治身上虚痒

用四物汤加黄芩，煎调紫皆浮萍末一钱或菱屑花末一钱，尤妙。

济阴类

凡妇人、小儿、老人诸症，除妇人胎产经候，小儿惊痫、变蒸、痘疹，老人血气衰惫，水火升降失度，与大人治法不同，故另立方法。其余症同大人者，悉照前四时方法用。

四物汤

治妇人之总药，随症加减，妙用无穷。方见滋补类，加减于后：

经水过期不行，血寒血少也。本方五钱，加香附、莪术各一钱，苏子八分，桃仁三十粒，红花、官桂、木通各七分，甘草三分，空心煎服。

经水先期而来，血热也。加黄柏、知母、条芩、黄连各七分，甘草三分（生），人参、阿胶、艾果各五分，香附、荆芥穗各一钱，空心煎服。

血枯经闭，本方一半，加桃仁、红花共五钱，空心煎服。

紫黑者，血热也。本方五钱，加黄芩、黄连、荆芥穗各一钱。

色淡者，痰多也。本方去地黄，加二陈汤等分和服。

临行腰腹疼痛，乃淤滞有瘀血。加桃仁、红花、莪术、玄胡索、香附各一钱，木香五分（另磨入）。

潮热、发热，本方五钱，加地骨皮、薄荷各一钱五分，柴胡、防风各五分，甘草三分，乌梅一个，同煎，食远服。

虚寒者，用熟地黄加干姜、官桂、吴茱萸各一钱，甚者再加熟附子一钱。

虚极者，本方与四君子等分，加黄芪一钱半、熟附子七分。

经行不止者，本方加真阿胶、艾叶、地榆、荆芥穗各一钱。

妊娠胎动加香附、砂仁、紫苏各七分，白术、条芩各一钱，阿胶炒八分，蕲艾五分，去生地黄，用熟地黄。

胎前产后血痢，加黄连、地榆、阿胶、艾叶（各八分），浓朴（五分）。

五心烦热，加柴胡、黄芩、地骨皮各一钱，甘草三分，麦门冬八分。

有死胎加交□（按：此字原缺）、麝香、白芷。

赤白带下加藁本、牡丹皮、川续断各八分。

产后恶露作痛，加香附一钱，干姜（炒黑）七分，生蒲黄、陈皮各八分。

产后发热，加白术、茯苓、陈皮、黑干姜各八分。

久无子息，加附子、肉苁蓉各一钱，熟地黄、鹿角胶各一钱半。

乌骨鸡丸

治妇人经候不调，并胎前产后一切诸症，调经育子之上药也，累用奇验。

香附（二斤）蕲艾（去梗净二斤）

上二味分作四分，每分一斤，一分老酒，一分米醋，一分童便，一分糯米泔，各浸一宿，炭火煮烂熟为佳，石臼内木槌捣成薄饼，晒干磨为末听用。大白毛乌骨雄鸡一对，吊死去毛，热汤修理肠杂洁净，勿见生水。再用：

当归（酒洗净，四两）白芍药（酒炒，四两）熟地黄（酒浸忌铁，四两）人参（去芦，三两）黄芪（蜜炙，二两）白术（炒）陈皮（去白）白茯苓（去皮）砂仁（炒，各一两五钱）乌药（炒，一两）神曲（炒）甘草（炙，各七钱半）

上药十二味，制净为粗末，装入鸡肚内，以线缝住，仍用老酒、米醋、童便、米泔等分，入砂锅内炭火煮令烂熟，去骨，石臼捣成饼，晒干磨为细末听用。再加：木香、沉香各五钱（不见火），官桂、干姜（炒半黑）各三钱，上四味，另研为细末听用。上三次药末和匀，重罗筛过，炼蜜为丸，如梧桐子大，每服七十丸，空心滚水打盐汤送下。

愚按：此方，血虚多郁妇人服极效。

济阴返魂丹

治妇人胎前产后总药。一名益母丸。

用益母草一味，其草即充蔚子。其叶类火麻，对节而生，方梗凹面，五六月间节节开紫花，白花者不是，南北随处有之。于端午、小暑或六月六日花正开时，连根收采，透风处阴干，不犯铜铁器。石臼木杵捣，罗为细末，炼蜜为丸加弹大。每服一丸，各照后开引下，或量加当归、赤芍药、木香尤妙。其药不限丸数，以病愈为止，日服三五丸，或丸如梧桐子，大每服七八十丸。空心食远照后引下，或熬膏调引用尤妙。

熬膏法

益母草不拘多少，连根、茎、叶洗净，入石臼内捣烂，以布滤取浓汁，入砂锅内，文武火熬如黑砂糖色为度。以瓷瓶收贮，每用一茶匙，照后开引调用极妙。

胎前脐腹刺痛，胎动不安，下血不止，煎秦艽、当归，糯米汤下。

胎前产后脐腹作痛、作声，或寒热往来如疟状者，并用米汤下。

临产并产后各先用一丸，童便酒化下。安魂定魄，调血顺气，诸病不生，又能破血止痛，养脉息，调经络，其功甚大。

产后胎衣不下，落在胞中，及产前一切难产并横生逆产，胎死。经曰：不下腹中胀满，心下闷痛。炒盐汤下。

产后中风，牙关紧急，半身不遂，失音不语，童便、酒各半化下。

产后气喘咳嗽，胸膈不利，吐酸水，面目浮肿，手足疼痛，举动失力者，温酒下。

产后两太阳穴痛，呵欠怔忡，气短，肢体羸瘦，不思饮食，血风身热，手足顽麻，百节骨痛，米汤下。

产后眼前黑暗，血晕血热，口渴烦闷，如见鬼神，狂言，不省人事，薄荷自然汁下。如无浓煎薄荷汤，或童便、酒各半下。

产后面垢颜赤，五心烦热，或结成血块，脐腹奔痛，时发寒热，有冷汗者，童便、酒各半下。薄荷汤亦可。

产后瘀血，恶露不尽，结滞脐腹刺痛，恶物上冲，心胸满闷，童便、酒下。

产后未经满月，气血不通，咳嗽，四肢无力，临睡自汗不止，月经不调，久而不治，则为骨蒸瘵疾，童便、酒各半化下。

产后鼻衄，口干舌黑，童便化下。

产后大小便不通，烦躁口苦者，薄荷自然汁下。如无生的，干的浓煎汤亦可产后。

赤白痢疾，米汤下。

产后泻血水，浓煎枣汤下。

产后赤白带下，阿胶、艾叶汤下。

血崩漏下，糯米汤下。

妇人久无子息，温酒下。一日一丸，至三五十丸，决有效验。

勒奶痛或成痈，为末水调，涂乳上，一宿自瘥。或生捣敷上亦可。

上一十九症调引，历历有效，不能尽述，用者自知其妙也。

蒸脐法

治妇人月经不通，或癥瘕血块，脐腹作痛，此方神效。

乳香 没药 血竭 沉香 丁香（各三钱）麝香（一钱，上六味各另研）青盐 食盐 五灵脂 两头尖（各六钱，四味共为末）

上各末和匀，外用麝香少许，安入妇人脐内，次将面作条，方圆一寸，绕脐围住，安药末于内，令满。以槐树皮方圆一寸盖上，皮上钻三孔，用大艾炷灸之。月经即通，血块即消，累用神效。

红花当归丸

治妇人血脏虚竭，经候不调，或断续不来，或积瘀成块，腰腹刺痛，肢体瘦弱。

马鞭草（半斤）刘奇奴（半斤，二味共熬膏丸药）当归（三两酒洗）赤芍药 牛膝（去芦，酒洗）川芎 香附（醋炒）牡丹皮（去木）甘草（各一两半）红花 白芷（各七钱半）官桂（六钱）紫葳 苏木（各三两）枳壳（炒一两）

上为末，以前膏入少糯米粉，打糊为丸，如梧桐子大，每服七八十丸，空心浓煎红花酒送下。

济阴百补丸

治女人劳伤气血不足、阴阳不和，作寒乍热心腹疼痛，胎前产后诸虚百损并宜用之。

香附子（一斤，分四制：醋、酒、童便、盐水各浸三日，炒干）益母草（五月五日采者佳，忌铁，净末半斤）当归（酒洗，晒干，六两）熟地黄（酒洗）白芍药（酒炒）川芎 白术（土炒，各四两）白茯苓（去皮，三两）玄胡索（炒，二两）人参（去芦，二两）木香（不见火）甘草（炙，各一两）

上为细末，炼蜜为丸如梧桐子，大每服六七十丸，渐加至八九十丸，空心米汤酒任下。

按：此方调脾胃，补虚损极妙。

治赤白带下神方

椿根白皮 香椿根白皮 苦参 香附（醋炒）栀子仁（炒）山茱萸（去核）黄柏（盐酒炒）龟板（去核，酥炙，各二两）干姜（炒，五钱）贝母（去心，一两）白术（炒）当归（酒洗，各一两五钱）白芍药（酒炒，二两）

上为末，酒糊为丸如梧桐子大，每服八十丸，空心清米汤送下。若孕妇赤白带，加苍术、条芩、川连、白芷（各一两），去干姜、椿皮、贝母、苦参、龟板、栀子，亦为丸服。

固真汤

治妇人赤白带下，行时脐下甚痛，此方二服即效。

人参（五分）黄芩 黄柏 白葵花（各一钱）郁李仁（八分）柴胡（七分）陈皮（去白，五分）甘草（炙）干姜（炒各三分）

上用水一钟半，煎七分，空心服。葵花白者治白带，赤者治赤带，赤白混下，二花并用。

按：此方治气血滞，阴阳不清极效。

凉血地黄汤

妇人血崩，来如山崩水涌之势，明是血热妄行，岂可作寒论？治宜清补兼升提，不可骤止，徐徐调理，血清自归源矣。

黄芩　甘草（生）荆芥穗　蔓荆子（各七分）黄柏　知母　藁本　川芎　细辛（各六分）黄连　羌活　柴胡　升麻　防风（各五分）生地黄　当归（各一钱）红花（少许）

上用水一钟半，煎八分，空心稍热服，渣随并服。

六合散

治血崩不止，诸药不效，此方立止。（此急则治其标也）

杏仁皮（烧存性）香附（童便浸三日，炒黑）旧红子（烧存性）地肤子（炒）旧棕荐（烧存性）壮白余（烧存性）蟹壳（烧存性）陈莲蓬（烧存性）

上为末，每服三钱，用酸浆草汁一钟，冲上热酒一钟，空心热服。

按：此方初服反觉多，以渐而少，由紫色而红，以至于无即止。既止之后，用十全大补汤二十帖调补，方杜根矣。

保胎丸

专治累经堕胎，久不育者，宜服。过七月不必服。

白术（四两）归尾　条黄芩　当归（涤洗）人参　杜仲（炒去丝，各二两）川续断（酒浸，一两半）陈皮（一两）熟地黄（怀庆者酒浸蒸，一两半）香附（一两，童便浸炒）

上为细末，糯米糊为丸，如绿豆大，每服七十丸空，心白汤下。

安胎饮

治胎动、胎漏不安，一服立效。

白术（一钱二分）条芩（一钱）陈皮（去白八分）真阿胶（炒珠，一钱)桑寄生(真者一钱)甘草(四分)蕲艾(五分)当归头(六分)陈枳壳(五分)砂仁(炒六分)川独活(五分)白芍(酒炒,一钱二分)

上用姜一片、枣一枚、糯米百余粒,水煎,空心服。

加味六君子汤

妊娠二三月时作呕吐,名曰恶阻。恶阻者,恶心而阻隔饮食也,此方主之。

半夏(汤泡七次,晒干切片,再以生姜自然汁拌)白茯苓(去皮,各一钱五分)陈皮(一钱)人参(八分)白术(炒)砂仁(炒各六分)甘草(二分)

上用姜三片煎,食远温服。

芎苏散

治妊娠伤寒,头疼身痛,发热,胸膈烦闷,兀兀欲吐,法禁汗、吐、下,止宜和解。方见春类。

妊娠伤寒热病护胎法

用伏龙肝(即灶心土),井水调涂脐下,干又涂之,就以井花水调服一钱。产难细研一钱,酒调服亦妙。

十圣散

小产一症,多因本妇气血不足,胎无所荣,血不足,胎无所养。荣养失宜,犹树枝枯而果落,岂不伤枝损叶乎?其间过伤饥饱劳佚动胎,恼怒忧思,内外寒冷,伤于子脏,又须量轻重而加减治之。此药性平和,滋血养气,须月服四五帖方好。或素有堕胎之患者,亦宜按法用之,仍忌恼怒、生冷、酒醋、热物。

人参(去芦)黄芪(各八分)白术(炒一钱)砂仁(炒五分)甘草(三分)熟地黄(酒洗)白芍药(酒炒)当归身(酒洗各一钱)川芎(七分)川

续断(七分)

上用姜一片,枣一枚,水钟半,煎八分,食远服。

三合济生汤

治临产艰难,一二日不下,服此自然转动下生。

枳壳(二钱,麸炒)香附(钱半,炒)甘草(七分)川芎(二钱)当归(三钱)苏叶(八分)大腹皮(姜汁洗,钱半)

上用水二钟,煎至一钟,待腰腹痛甚时,通口服之,即产。九月尾、十月头,先服一二服尤妙,此方累用有效。

催生不传遇仙丹

治难产,累用效见神速。

蓖麻子(去壳,十四粒)朱砂(另研)雄黄(另研,各二钱半)蛇蜕(一条,全)

上为细末,粥糊为丸如弹子大,每服一丸。临产时先以川椒汤淋洗脐下,纳药一丸,以黄纸数重覆药上,软帛拴系,产则急取去之,否则连生肠俱下。一丸可用三次。若误致生肠下,即以本药放顶门上即收,神效。

治胎衣不下神方

凡产后胎衣不下,恶血凑心迷闷,须臾不救,产母即危。此方可预合下,以备用。真济世救急之神方也,不敢自秘,故表而出之。

干漆(二钱为末)大附子(一枚炮去皮脐为末)

上二味和匀,外用大黄五钱为末,酒醋熬成膏子,和前末为丸如梧桐子,大每服三十丸,淡醋汤下,一时连进三服,胎衣即下,神效。

治胎衣不下一时无药者

用皮硝三钱为末,童便调,热服即下。亦治横生逆产,仍将本妇手足爪甲炒黄为末,酒下一匕,更令有力稳婆将产妇抱起,将竹筒从心上赶下,如此数次即下。

治横生逆产方

其症孕妇欲产时,遇腹痛不肯舒伸,行走多曲腰眠卧忍痛,其儿在腹中不得转动,若手先出,谓之横生,足先出谓之逆产。须臾不救,子母俱亡,此方立效。

乌蛇退(一条)蝉蜕(十四个去土柳树上者佳)壮血余(一耗胎发更好)

上各烧灰存性为末,每服二钱,酒调下,连进二服,仰卧片时,儿即顺下。

又法:用小针于儿脚心刺三五针,急以烧盐少许涂刺处,即时顺下,子母俱活。

治血晕昏迷欲死者。

急取韭菜一大握,切细放在小口瓶内,用滚热酸醋泡在瓶中,将瓶口冲在病人鼻口内,使韭气直冲透经络,血行即活。再用后方。轻则烧旧漆器熏鼻亦好。

清魂散

治产后眩晕、血晕二症,又能清血行经,逐旧养新。

泽兰叶 荆芥穗(各二两)川芎(一两)人参(五钱)甘草(四钱)

上为细末,每服二钱,煎葱汤或酒送下,煎服亦可。

产后调补气血方

人参 白术(各一钱)甘草 川芎(各七分)当归(八分)黄芩 陈皮(各五分)熟地黄(酒洗,一钱)

上用姜枣煎,食远服。如发热,轻则加茯苓一钱,淡渗其热。重则加干姜炒黑一钱,以散其热。或曰:大热何以用干姜?曰:此非有余之热，乃阴虚生内热耳，盖干姜能于肺分利肺气，入肝分引血药生血，然必与补阴药同用乃效。此造化自然之妙，非天下之至神，其孰能与于此乎！

治产后败血不止，小腹绕脐作痛（俗名儿枕痛，此方一服即愈）。

生蒲黄 川芎 白术 神曲 陈皮 桃仁（各七分）香附（童便炒）当归尾（各一钱半）甘草（四分）

上用水一钟半，煎七分，不拘时热服。

乌金散

治产后一十八症：第一胎死不下；二难产；三胎衣不下；四产后眼花；五产后口干心闷；六寒热似疟；七败血流入，四肢浮肿，寒热不定；八血邪癫狂，语言无度；九失音不语；十心腹疼痛；十一百节骨酸疼；十二败血似鸡肝；十三咳嗽寒热不定；十四胸胁气满呕逆；十五小便涩；十六舌干，鼻中血出，绕项生疮；十七腰疼如角弓；十八喉中如蝉声。以上症候并宜服之。

乌金子（即大乌豆）肉桂（去粗皮）当归（去芦，酒洗烘干）真蒲黄 木香 青皮（去白）壮血余（烧存性）赤芍药（炒）皂荚（不蛀者，烧存性）紫葳（即菱霄花）大蓟根 小蓟根 蚕蜕纸（新绵亦好，烧存性）棕毛（烧存性，以上各五钱）干红花（一两）川乌（一个生用）朱砂（少许另研）血竭（少许另研）

上十八味，除灰药另研外，共为细末，入另研药和匀。每服一钱，生姜汤，或芍药当归汤，或菱霄花煎酒调下，甚者一夜三四服。忌鱼、鹅、猪、羊及一切生冷油炙等物，取效甚速。

大黄膏

治症照后调引，随症消息加减，妙不可言。

用锦纹川大黄不拘多少，米泔水浸经宿，去粗皮，晒干为细末听用。

外用陈米醋酌量多少熬待稠粘，渐入大黄末，不住手搅令极匀，以瓷器贮之，纸糊封口，毋致蒸发。临时量病虚实轻重入在乌金散内服之人，壮病实者半弹丸，以下渐少。或以膏子丸如龙眼大一样，茨实大一样，皂子大一样，阴干瓷器密收，看病大小用一丸与病人，嚼破以乌金散送下。

产后内热，恶露作痛，俗名儿枕痛，及大便不利秘结者，并用四物汤浸化一丸服。

发寒热如疟或内热者，煎小柴胡汤浸化一大丸服之。未效再服，并不恶心。

口中吐酸水，面目浮肿，两胁疼痛，举动失力者，温酒下。

产后两太阳痛，呵欠心忪气短，肢体羸瘦，不思饮食，血风身热，手足顽麻，百节疼痛，米汤下。

产后眼前黑暗，血晕血热，口渴烦闷，狂言如见鬼神，不省人事，浓煎薄荷汤下，或童便各半下亦可。

产后面垢颜赤，五心烦热，或结成血块，脐腹奔痛，时发寒热，有冷汗者，童便、酒各半下，或薄荷汤亦可。

产后血余恶露不尽，结滞腹脐刺痛，恶物上冲，心胸满闷，童便、酒各半下。

产后未经满月，血气不通，咳嗽四肢无力，临睡自汗不止，月水不调，久而不治则为骨蒸瘵疾，童便、酒各半下。

产后鼻衄，口干舌黑，童便酒下。

产后大小便不通，烦躁口苦者，薄荷自然汁下。如无，浓煎薄荷汤下。

产后赤白痢疾，陈米汤下。

产后漏血水，枣汤下。

产后赤白带，胶艾汤下。

血崩漏下，糯米汤下。

勒奶痛或成痈水,捣膏敷乳上,一宿自瘥。

抑肝散

治寡居独阴妇人,恶寒发热,全类疟者,久不愈即成瘵疾。

柴胡(二钱半)赤芍药 牡丹皮(去心各一钱半)青皮(炒二钱)当归(五分)生地黄(五分)地骨皮(一钱)香附(童便炒一钱)川芎(七分)连翘(五分)山栀仁(炒一钱)甘草(三分)神曲(炒八分)

上用水煎,空心服。渣再煎,下午服。夜服交感丹一丸,方见秋类。此二方累试累效。

治妇人生下孩儿,但不能发声,谓之梦生。世俗多不知救,深为可悯。今后有此,切不可断脐带,将胞衣用火炙,令暖气入儿腹内;却取猫一只,用青袋包裹其头足,使一伶俐妇人拿住猫头向儿耳边,以口着力咬破猫耳,猫必大叫一声,儿即省,开口发声,遂得生矣。又法:儿因难产或逆产下不哭,微有气者,即以本父母真气度之,亦活。二法皆经验。

慈幼类

治惊风方法

凡小儿急惊,属肝木风痰有余之症,治宜平肝、镇心、驱风、消痰、降火、清内热。慢惊,属脾土不足,因吐泻久虚,元气不固,或大病后元气不足,宜补中,兼疏利。世俗以一药通治二症者甚谬。

急惊神方

牛胆南星(四钱半)全蝎(二钱)荆芥穗 防风(去芦)姜蚕(炒)天竺黄(各三钱)辰砂(天葵草伏过,一钱六分,另研)琥珀 牛黄(另研)蝉蜕 木香(各一钱五分)

上为末，山药打糊为丸，如龙眼大，朱砂为衣，每服一丸，姜汤化下。此吉水邓小儿家传，极效。

又方 治急惊

车前子（三钱）轻粉（一钱）麝香（二分另研）片脑（一分半另研）牛黄（一钱另研）全蝎（十四个）天麻（二钱）牛胆南星（二钱）白附子（一钱）朱砂（三钱另研）青袋（三钱）珍珠（一钱另研）男儿乳（一盏）生人血（二匙）

上为末，各研，和匀，粟米糊为丸，如黄豆大，朱砂为衣，每服一丸，荆芥薄荷汤磨下。先用半丸研细，吹入鼻中，外用石脑、姜蚕去嘴调涂人中，立妙。

慢惊秘方

急惊日久不止亦可用。

人参 白茯神（去皮心）琥珀 姜蚕（炒）全蝎 防风（去芦）牛胆南星 白附子（生用）蝉蜕（去土）蕲蛇肉（各二钱）辰砂（一钱另研）麝香（二分）

上为末，炼蜜为丸，黄豆大，朱砂为衣，每服一丸，菖蒲汤化下。急惊，薄荷汤化下。此二方乃芜湖夏小儿世传，极效。

慢惊神效方

人参（一两）姜蚕（炒三钱）全蝎（二钱）生人血（二匙）辰砂（二钱另研为衣）

上为末，用麻黄一两、甘草一两熬膏为丸，如樱桃大，朱砂为衣，每服一丸，南枣煎汤化下。此邵伯仲小儿方累用累效。

秘传牛黄清心丸

治小儿惊风，大人中风、中痰、中气，一切风痰之症。

天麻（四两）防风（二两，去芦）牛胆南星（二两半）姜蚕（炒）全蝎（各二两半）白附子（生用）干天罗（即丝瓜，五钱）川乌（五钱）远志（去心，二两）川山甲（蛤粉炒，三两）蝉蜕（二两去土）蒿虫（不拘多少）辰砂（天葵煮，一两）雄黄（一两，二味另研）犀角（镑细，五钱）蜈蚣（三钱）蟾酥（五分，另研）沉香（三钱）细辛（五钱）龙齿（五钱）琥珀（二钱，另研）珍珠（三钱，另研）天竺黄（三钱）蛤蚧（一对）金银箔（各十帖）

上药各制净为末，外用荆芥一斤、麻黄一斤、木通一斤、皂角半斤、甘草四两、苍耳子四两六味熬膏，入真酥合油和蜜为丸，芡实大，金银箔为衣，蜡封随症调引用。

回生锭

治慢惊圣药，一锭即有起死回生之功，顷刻见效，故名为回生锭，真海上仙方也，若急惊亦效。

人参（五钱）白术（一两）真赤石脂（五钱净假的不效）山药（一两）甘草 辰砂（各三钱）桔梗（一两）白茯苓（去皮一两）滴乳香（另研）麝香（一钱，另研）牛胆南星（五钱）蒙石（煅金色三钱）牛黄（一钱，另研）金箔（十片为衣）

上为末，五月五日午时取粽捣匀，印作锭子，金箔为衣，阴干，每服大人五分，小儿二分，薄荷汤下。

秘方黑神丸

治急惊风垂死者，一服可即活。

腻粉 香墨 白面（各二钱）芦荟（一钱八分）牛黄（另研）青黛（飞净）使君肉（去壳净，各一钱）辰砂（一钱半，另研）麝香（五分另研）冰片（二片另研）金箔（十片）

上为末，面糊为丸，黄豆大，金箔为衣，每服一丸，薄荷汤下。

治急慢惊风海上方

用五月五日午时取白头蚯蚓，不拘多少，去泥，焙干为末，加辰砂等分匀，糯米糊为丸，绿豆大，金箔为衣，每服一丸，白汤下。取蚯蚓时，先以刀截为两段，看其断时，跌快者治急惊，跌慢者治慢惊，作二处修合极效。

仙传救急惊神方

并治大人中风、中痰，一服立效，不许受谢并食病家茶酒，犯者不效。

用生白石膏（研末，十两），辰砂（研末，五钱），二味和匀，每服大人三钱，小儿一岁至三岁一钱，四岁至七岁一钱五分，八岁至十二岁二钱，十三至十六岁二钱五分，用生姜蜜调下，立效。

按：此二方价不贵而功极速，累用累效。

千金肥儿丸

小儿疳症，因脾家有积，脾土虚而肝木乘之所致，积久不散，复伤生冷浓味，故作疳症，肚大、筋青、潮热、咳嗽、胸前骨露，治法调脾胃养血气为主，其次消积、杀虫、散疳热。

白术（半斤）真茅山苍术（半斤）陈皮（一斤，不去白）厚朴（一斤，用干姜半斤，水拌令润透，同炸干，去姜不用）甘草（一斤，炙为末用，留一半为衣）癞蛤蟆（十只，蒸熟焙干为末）川黄连（一斤，用苦参四两，好烧酒一斤，二味拌合一时，焙干去参）禹馀粮（煅一斤，如无，以蛇含石代）神曲（一斤炒）牡蛎（煅七次童便淬七次，净一斤）青蒿（一斤，童便制为末）山楂（去核一斤）鳖甲（醋炙一斤）胡黄连（半斤）芦荟（四两）使君子（去壳净肉，四两）夜明砂（淘净，四两）鹤风（不拘多少）

上前药各制净为末，外用小红枣五斤，去皮核，黄芪三斤，当归一斤，熬膏，入面一斤，打和作糊为丸如绿豆大，以前甘草末半斤、雷丸、小茴香末各四两为衣，每服八岁以下五十丸，九岁以上七十丸，食前清米汤送下，累用神效。

消疳饼

专治诸疳积，累试极验，儿又肯用。

夏月取癞蛤蟆百余只，端午前后取的更佳，去头、足、肠、肚皮、骨，另放一处。先将肉香油煎熟，与儿吃。再将皮、骨、肠肚以钵头盛放烈日中，上用稀筛盖之，任苍蝇攻钻生蛆，待蛆食骨上肉尽，然后取蛆洗净炒干，用重纸包，灰火内煨焦存性，为末，每末一两加入后药：

胡黄连（二两）山楂肉（去子，净四两）真芦荟（二两）砂仁（二两）青皮（去白麸，炒，一两）芜荑（一两）槟榔（二两）蒿心末（一两）西涯木香（五钱）

上为末，除渣净一斤，外用陈麦面十斤，沙糖二斤，饧糖一斤，将药、面糖和匀，如金花饼法造成饼子，一两重一个，每日空心食一个，米汤下。能消疳磨积如神，小儿日逐用之极妙。

治小儿吐泻，由寒热不匀、内伤脾胃所致。泄泻、痢疾亦由湿热积滞而成，治宜消积理脾为要，后二方主之。

加减钱氏白术散

治吐泻极效。

人参（五分）白术（八分）白茯苓（六分）甘草（二分）陈皮（六分）半夏（七分）藿香　砂仁　干姜（各五分）

上用水一钟，煎六分，入姜汁一匙，和匀服。

香橘饼

治小儿疳积下痢，并久泻不止或冷热不调，赤白脓血相杂，小腹疼痛或禁口不食，里急后重，日夜无度，经久不瘥，致脾虚脱肛不收，并宜服之。

陈皮（去白）青皮（去穰，麸炒）厚朴（姜制）青木香 山楂肉（去核净）神曲（炒）麦芽（炒）人参（滋润有润者去芦，各二两）木香（不见火，五钱）

上为极细末，炼蜜和匀印作锭子。每饼湿时重二钱，阴干。每服一饼，空心米汤化下，立效。大人亦可用。

白术助胃丹

治小儿吐泻，大能和脾胃，进饮食，化滞磨积。

人参（六钱）白术（一两五钱，陈土炒）白茯苓（去皮，一两）甘草（炙，五钱）白豆蔻（大者去壳，十五粒）砂仁（大者四十粒，炒）肉豆蔻（中大四个）鸡蛋清（炒）木香（二钱）山药（姜汁炒，一两）

上为极细末，炼蜜丸如皂子，大每服一丸，空心米汤化下。

若小儿食伤，宜服比方消导之。

白术（一钱）陈皮（七分）麦芽（一钱）厚朴（六分）甘草（四分）枳实（六分）

伤乳及粥、饭、米、面，加神曲（真，炒香，一钱），半夏（六分），更增麦芽（五分）。

若伤鱼、肉、果子等食，加山楂（一钱，炒），砂仁（五分），黄连（三分），草果（三分）。

伤生冷之物，腹痛或泄泻清冷色白，加砂仁、山楂、神曲（各八分），煨木香（四分），干姜（炒紫黑，三分）。

伤辛热饮食，或伤食停积日久，食郁作热，呕吐酸水，或大便积痢不快，或黄黑色，此有热也，加姜炒黄连（七分），山楂、川芎（各五分），木香（二分）。

寻常紫小伤食，不必服药，只用麦芽入姜二片，煎汤饮之、上药用姜二片，水一钟，煎六分，食前服。

若饮食伤脾胃，食积在内作热，见于肌表，或潮热往来，只宜理中而表热自除，不可解表。宜用前方加山楂、白芍药、升麻、干葛（各八分），生甘草（二分），炙甘草（二分），黄连（五分），以消食积之热。表热未除亦宜加，以除脾胃之热。热壮盛脉有力者，更加石膏（一钱），此皆太阴、阳明二经药也。

治小儿服前消导药，积去后泄泻不止，服此方调补脾胃止泻。

白术（一钱二分）白茯苓（一钱）白芍药（一钱酒炒）木香（煨）甘草（炙）肉豆蔻（各四分）黄连（姜炒）神曲（姜炒）陈皮（各六分）干姜（炒半黑二分半）

上用姜二片煎，食前温服。

泄泻止后，调理以复脾胃之气，本方去干姜、神曲、肉果，加人参（六分）、黄芪（三分），服二帖愈。

过服解表止泻痢，致损脾胃中血气，本方去肉果、木香、干姜、神曲、黄连，加山楂三分，当归（四分），半夏（姜制八分），麦门冬（六分），川芎（二分）。此皆平和之剂，故可常服调理，以复胃气，虽大人亦可服也。

磨积锭

治小儿一切积滞。

白术（陈土炒，二两）陈皮（二两）厚朴（姜炒，一两）槟榔（一两）枳实（麸炒，一两）三棱　莪术（各二两）阿魏（真者一两）黑牵牛（头末一两，半生半炒）巴豆霜（三钱，另研）木香（三钱）硇砂（一钱，洗去砂土）苍术（麸炒，一两）甘草（一两）

上为末，神曲一半，麦芽面一半，打糊为块，捣千余下，印作锭子，每锭湿重二钱，阴干约一钱，每服八岁以上一锭，七岁以下半锭，空心滚白汤磨下。微利一二次不妨，无积不可服。

惺惺散

变蒸一症，乃小儿蒸皮长骨，变幻精神，不须服药。其有兼伤风寒，咳嗽痰涎，鼻塞声重，蒸蒸发热，宜服此方。

人参 白术 白茯苓 甘草（炙）白芍药（炒）天花粉 桔梗（各五钱）细辛 薄荷叶（各二钱五分）

上为粗末，每服三钱，水四盏，煎二盏服，不拘时候。

治麻症及斑疹

初因外感不解，热蕴于内而成。宜用葛根汤以解散痘疮，初觉发热亦宜用之，若见标则不宜用也。方见春类。

消毒饮

治斑疹热甚，紫黑者，或痘未出时亦宜服。

牛蒡子（一名鼠粘子，炒研，三钱）荆芥（去根，一钱）连翘（一钱）防风（去芦）甘草（生，各五分）犀角（二分，另磨入）

上作一服，水煎热服。

治痘三法

按：《博爱心鉴》治痘症立逆、顺、险三法，极其详明而效验亦神。谨按其法之大概，以所宜用之，方随变症加减，详于三法之下，以广其幼幼之仁也。

顺者，一二日间初出之象如粟，于口、鼻、腮、耳、年寿之间，先发三五点，淡红润色者，吉之兆也，气得其正，血得其行，其毒浅而轻，不得妄行，所以不须服药。如七八日内贯浆之时，略服保元汤一二帖，以助其气血也。

保元汤

人参（二钱）黄芪（三钱）甘草（一钱）加川芎（五分）当归（七分，引

助血分)

上用姜一片,水一钟,煎六分,食远温服。

逆者,初出于天庭、司空、太阳、印堂、结喉、心胸方广之处。先发者,逆形如蚕种,紫黑干枯,气涩血滞,致毒深妄参阳位,难当其势也。以前保元汤内用人参一钱,黄芪、甘草各一钱,加白芍药一钱,牛蒡子、黄芩、黄连、玄参、丝瓜灰、当归、川芎、连翘各五分,陈皮、官桂各三分,防风、羌活、荆芥、前胡各四分,姜三片,葱一根,煎服。一以解毒,一以助气血,取汗以泄其毒,开其滞涩,或皤然如云雾之散,而白日出见。此一救而可得生者十中二三,七八日内病势沉重,色白毒深,又用保元汤加大黄、芒硝、枳实(炒)、厚朴、川芎、当归水煎服,大下之。下后而身温再出红润,此则十中可活一二,乃起死回生之妙也。

险者,初出圆晕成形,干红少润。其一二日间出现者,毒尚浅,气血未离可治,以俟其气血交会也,以保元汤加桂(三分),兼活血匀气之剂。如毒若盛,兼解毒之药。

加味保元汤

人参 黄芪 甘草 白芍药(各一钱)当归(六分,活血)陈皮(六分,匀气)白术(补中,六分)牛蒡子(七分)连翘 玄参(各六分,解毒)

上用水一钟,煎七分,温服。入少酒尤验。一云,四肢出不快者,加防风五分,八九日以此方加减服,以助其气血贯浆。十三四日内,以保元汤加白术、白茯苓、陈皮、山楂,以助结痂。如渴,用参苓白术散,方见夏类。如毒热不解,用后方。

牛蒡子散

牛蒡子(一钱)连翘 黄连 玄参(各七分)甘草(生)荆芥 防风(各五分)紫草(五分)犀角(锉末三分入药)川芎 当归 赤芍药 生地黄(各六分)

上用水一钟，煎七分服，以解其热毒即安。

大法保元汤、四物汤、四君子汤皆当随气血盛衰参用。毒盛则下之，毒少则解散之，寒则温之，热则清之，全在活法，治之可保无虞。古方木香、异功等散多燥热，非真寒症不可轻用，慎之！慎之！

神功消毒保婴丹

凡小儿未出痘疮者，每遇春分、秋分日服一丸，其痘毒即渐消化。若只服一二次者，只得减少；若服三年六次，其毒尽能消化，必保无虞。此方神秘，本不欲轻传，但慈幼之心自不能已，愿与四方好生君子共之。

缠豆藤（一两五钱，其藤八月收取，毛豆梏上缠绕细红线藤就是，采取阴干，此味为主，妙在此味药上）黑豆（三十粒）赤豆（七十粒）山楂肉（一两）新升麻（七钱五分）荆芥（五钱）防风（五钱）生地黄　川独活　甘草　当归（各五钱）连翘（七钱五分）黄连　赤芍药　桔梗（各五钱）牛蒡子（一两）辰砂（另研，甘草同煮过，去甘草，一两五钱）苦丝瓜（一个，长五寸，隔年经霜者妙，烧灰存性）

上各为极细末，砂糖拌匀，共捣千余下，丸如李核大。每服一丸，浓煎甘草汤化下。其前项药预辨精料，遇春分、秋分或正月十五或七月十五日修合，务在虔诚，忌妇人、鸡、猫、犬、孝子见。合药须于净室，焚香向太阳祝药云：神仙真药，体合自然，婴儿吞服，天地齐年，吾奉太上老君急急如律令，敕。一气七遍。

治小儿初生七日内，急患脐风撮口，百无一活，父母坐视其死而不能救，良可悯哉！一秘法极有神验，世罕知之。凡儿患此疾者，齿龈之上有小泡子，如粟米状。急以温水蘸青软帛或绵裹手指轻轻擦破，即开口便安，不须服药，神效不误。

治撮口方

小儿断脐为风湿所乘，或尿在包裙之内，遂成脐风，面赤喘急，啼声不出，名曰摄口，此方治之。

赤脚金头蜈蚣一条 蝎稍四尾 姜蚕七枚 瞿麦五分

上为细末，先将鹅管吹药一分入鼻内，使嚏啼哭，为可医，后用薄荷汤调服三五分，立效。

治小儿初生大小便不通，腹胀欲绝者，急令妇人以热水漱口，吸咂儿前后心并脐下、两手足共七处，每一处凡三五次漱口，吸咂取红赤色为度，须臾自通，不尔无生。若遇此症，按法治之可得再生也。

天一丸

治小儿百病，随症调引。

灯心用净一斤（以米粉浆水洗，晒干研末，入水沉之浮者取用，再晒干，二两五钱，沉者不用）赤白茯苓 茯神（去皮心净，各二两共六两）滑石（牡丹皮二两同煮半日，去丹皮，晒干净六两）泽泻（五两去毛净，要白者）猪苓（去黑皮，五两）

上药五味为细末，外用人参六两、白术六两、甘草四两熬膏为丸，如龙眼大，朱砂为衣，贴金箔，每服一丸，照病调引用。大抵小儿之生，本天一生水之妙，凡治小儿病，以水道通利为快捷方式也。

养老类

却病延寿丹

年高老人，但觉小水短少，即是病进，宜服此方。

人参（一钱）白术（一钱）牛膝（一钱）白芍药（一钱）白茯苓（一钱）陈皮（一钱）山楂肉（去核，一钱）当归（五分）小甘草（五分）

上用姜二片，水煎，空心服。

春加川芎七分，夏秋加黄芩、麦门冬各一钱，冬加干姜二分，倍当归，服至小水长止药。如短少又服。此丹溪养母方也。为人子者，不可不知此。或用糊丸如梧桐子大，每服七八十丸，空心食远清米汤下。

三子养亲汤

老人形衰，苦于痰喘咳嗽，气急胸满，艰食，不可妄投荡涤峻利之药，反耗真气。予因三人求治其亲，静中精思以成此方，随试随效。盖三子者，出自老圃，性度和平芬畅，善佐饮食，善养脾胃，使人亲有勿药之喜，故仁者取焉。

紫苏子（主气喘咳嗽，用紫色真正年久者佳）萝卜子（主痞闷兼理气，用白种者）白芥子（消痰下气，宽中，白者佳，紫色不用）

上各洗净去砂土晒干，纸上微炒，研细，看何经病多，以所主为君，余次之。每剂不过三钱，用生绢或细布小袋盛之煮汤，可随甘旨饮啜，亦不拘时，勿煎太过，令味苦辣口。若大便素实，入熟蜜一匙。冬寒，加姜一片尤妙。

加味地黄丸

治老人阴虚，筋骨痿弱无力，面无光泽，或黯惨，食少痰多，或嗽或喘，或便溺数涩，阳痿，足膝无力，形体瘦弱，多因肾气久虚，憔悴寝汗，发热作渴。

怀熟地黄（酒蒸）四两　山茱萸（去核净）二两　山药（姜汁炒）二两　牡丹皮（去木）一两半　益智仁（去壳盐水炒）一两　古方泽泻　五味子（去梗）一两　麦门冬（去心）一两

上为末，炼蜜为丸，如梧桐子大，每服七八十丸，空心盐汤下。

夏月不用盐，腰痛加鹿茸、当归、木瓜、续断各一两。

消渴去茯神，倍用麦门冬、五味子。

老人下元冷，胞转不得，小便膨急切痛四五日，困笃垂死者，用泽泻二两，去益智仁。诸淋数起不通，倍用茯苓，泽泻、益智减半。

脚气痛连腰胯，加牛膝、木瓜各一两。夜多小便，依本方，茯苓减半。

虚壅牙齿疼痛，浮而不能嚼物，并耳聩及鸣，并去麦门冬加附子（炮）、桂心（净）各一两。

耳聋或作波涛钟鼓之声，用全蝎四十九枚炒微黄色为末，每服三钱，温酒调送一百丸，空心服。

加味搜风顺气丸

老人常服，润利脏腑，永无瘫痪，痰火之病极效。方见冬类。

固本酒

老人常服，补脾清肺，养心益肾，大补阴血。

人参一两　甘州枸杞一两　天门冬（去心）一两　麦门冬（去心）一两　怀生地黄（一两）怀熟地黄（一两）

上好烧酒十二斤浸，春秋半月，夏七，冬二十一日，密封固瓶口，待浸日完取出，绞去渣，每日空心食远各饮二盏，其渣再用白酒十斤煮熟，去渣，每日随意用之。

菖蒲酒

通血脉，调荣卫，聪耳明目，久服气力倍常，行及奔马，发白返黑，齿落更生，延年益寿，心与神通，昼夜有光。

用五月五日、六月六日、七月七日取菖蒲不拘多少，捣烂绞取清汁五斗，糯米五斗蒸熟，入细酒曲五斤（南方只用三斤），捣碎拌匀，如造酒法，下缸密盖三七日，榨起新缸盛，泥封固，每次温服二三杯，极妙。

菊花酒

清心明目，养血疏风。

用家菊花（五斤）生地黄（怀庆者，五斤）地骨皮（去土并木净）五斤上三味，捣碎一处，用水一石，煮取净汁五斗，次用糯米五斗炊饭，细面曲五斤，拌令匀，入瓮内密封三七日，候熟澄清去渣，另用小瓶盛贮，每服二三杯，不拘时候。

冬青子酒

用冬至日采冬青子一斗五升，糯米三斗，拌匀，蒸熟，以酒曲造成酒，去渣煮熟，随意饮五七杯，不拘时。能清心明目，乌须黑发，延年益寿，却百病，消痰火。

紫苏子酒

调中益五脏，下气，补虚，润心肺，消痰顺气。

用大羊脊髓一条透肥者，捣碎，用青粱米四合，淘净，以水五升煮取汁二升，下米煮作粥，入五味和匀，空心食之，常用极有补益。

鸡头实粥

老人常用，益精强肾，聪耳明目。

用鸡头实不拘多少，去壳，净粉三合，粳米三合，照常煮粥，空心食之。

薏苡仁粥

治老人脾胃虚弱，常用疏风湿、壮筋骨。

用薏苡仁四两，粳米三合，照常煮粥，不拘时用。

莲肉粥

老人常用，补脾胃养心肾。

用莲肉（三两去皮心净），糯米二合，晚米三合，和匀，作二次煮粥，空心食之。

法制猪肚方

补老人脾胃不足，虚羸乏力。

猪肚一具(洗净)人参(五钱)干姜(一钱炮)川椒(一钱,炒出汗去目开口者)葱白(五茎,去须叶)粳米五合

上药研为末,以米合和相得,入猪肚内缝合,勿令泄气,以水五升,用砂锅内慢火煮令极烂,空心服之,次饮酒三五杯。

牛髓膏

用熟牛胻骨内髓(四两),核桃仁(去皮二两)。

上二味和擂成膏,空心食入,少盐,大能补肾消痰,极效。

开胃炒面方

歌曰:二两白盐四两姜,五斤炒面二茴香,半斤杏仁和面炒,一两甘蜜炙黄,枸杞子、胡桃穰各半斤,芝麻等分最为良,驻颜和血延寿筭,补药之中第一方。

上各研末和匀,不拘时,白沸汤点服。

又方

治老人脾虚,或大病后胃口虚弱怯食。

用糯米五升浸一昼夜,周时淋干,入锅内慢火炒令香,燥不可焦、外用花椒炒出汗,去目及闭口者净二两,薏苡仁一斤,莲肉一斤去皮心,各炒黄熟,共和为末。再用白糖二斤和匀,瓷罐密贮。每日清晨用一白盏沸汤调服,善能补胃进食。

古今医家言方者众矣,失之多者则杂而不精,失之寡者则漏而不全。观者不能无遗恨也。予于暇日纵观群书,搜辑预养之良法、已验之名方,参以己意,分四时南北之异,轻重缓急之宜,别为二册,名曰《养生类要》,命之梓人,传布四方。或病将发,防于未形;或病卒生,寻医不偶,循而行之未必不为无助也。若曰道在是,则伦岂敢?谨告。

跋

医之为道，古未有言也。言自轩岐始未有方也。方自仲景始，方出而道滋弊焉。然非方之能弊道也。言之或能尽合乎道，病之不能尽合乎方，泥而庸之，道其不滋弊耶？吾侄子惧弊道而讹人也，搜辑于见闻之真，犹疑于心思之极，察其风土，辨其气候，审其年数，论其方之可传者，定为司南，以示用之者存乎通焉，其用心亦良矣。余既板定，漫言于简末，人也辛无俾吾侄子之踵，其弊尤哉。

嘉靖甲子春王正月哉生明新安左竹山子吴敖谨跋

万历戊子冬十一月木石山房重刊

【大成捷要】

王燕喜 点校

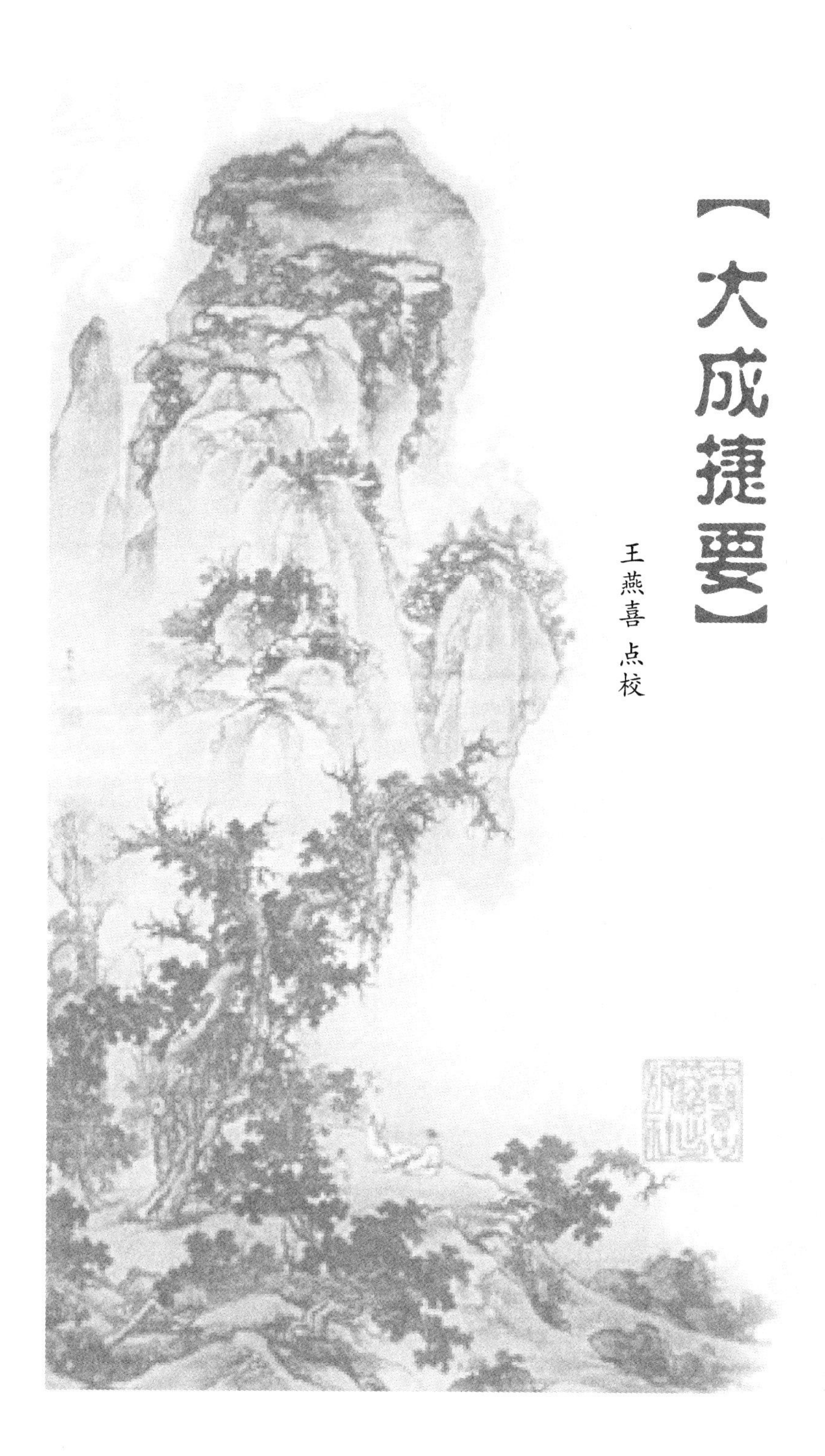

《大成捷要》缘起

有录师王乾一者，云游时，至河南登丰县中岳嵩山崇福宫常住，会马宇秀炼师，见其所藏《大成捷要》一书，言修性炼命真功，甚为详确，抄录一通携之来辽，一日出示，静一炼师见而悦之，谓其节次功夫，咸臻玄妙，而拟义立论，尤见精工，诚玄门之秘典也。因相与公诸同志付诸石印，以广流传。是书旨义扫除繁芜，务撮标本，致虚守静，翕合先天，至于拨邪返正，真中流一壶也。诸公之用心，志欲世界修人，皆以大成入手，免堕歧途旁门，漏习退彻三舍矣。

京都白云观戒秉圭子陈园普谨序

《大成捷要》叙

上天下地，而人生乎其间。然天长地久，惟人不能与天地同其长久，亦人之一大缺憾也。人愿与天地同其长久，惟炼道者其庶几乎。系考道家之书，汗牛充栋，人不能逐一浏览，以至炼道者每辍于半途。今观《大成捷要》一书，实与炼道者大有裨益。是书精采各种丹经扼要之语，编为三卷，名曰《大成捷要》。俾读是书者，开卷明瞭，从斯炼道得所持循，不至惑于歧路，使知性命双修，涵养日久，发白复黑，齿落重生，自能返老还童也，寿与天地同其长久，当亦无难，是真天机秘文也。爰付剞劂公诸同好，即此功德亦与天地同不朽也。是为叙。

中华民国十八年十二月

勿矜子姚至果撰于辽宁太清丛林

劝刊《大成捷要》五言古句

奉天传至道，遵命调名贤。

九十六亿众，何日能收圆？

金公开普渡，木母掌法船，

千真归三宝，万祖会一源。

说破密中密，打开天外天。

普告我佛子，云城会群仙。

衣钵今有主，授受非等闲。

玄关心心印，火候口口传。

行须周八百，功要满三千。

捐资成人美，舍财结大缘。

大小周天法，内外金液丹。

一切玄妙诀，尽皆著斯篇。

百日筑基固，十月胎养全。

三年乳哺毕，九载面壁完。

永作蓬莱客，逍遥不计年。

这个天仙理，托出一活盘。

刊板垂竹帛，大地尽瑶天。

猛回头，大海茫茫登彼岸。

急下手，虚空漠漠见青天。

《大成道乡修真全集》序

换近世风不古，人欲横流。耳所闻者皆淫声，目所睹者皆邪色。芸芸众生，非汲汲于声色者，即耽耽于货利。求一蔑变富贵利达，而能超凡超俗，卓然有以自立者，盖亦鲜矣。吾友朱君文彬，善根早具，夙慧前因，幼即慕道，数梦劳峰。及壮经商青市，遇王君卓泉，为授《周易》一经，颇有所获。复归同善社，治身心性命之学。门径既窥，渐摩益力，身心交泰，性命双修，令人望而知为有道之士。突飞猛进，尤觉歉然。年事虽高，道心弥笃。果也至诚感召，巧遇机缘。偶入劳峰，邂逅赵检院泰昌，王道长全启，慨赠丹经《大成捷要》一部，丹经《道乡集》一部。书中所载，皆仙师秘传，不二法门。朱君由是简练揣摩，道复大进。虎伏龙降，坎离既济，精神焕发，身健颜童。敻乎尚矣。癸酉冬，朱君出全集示余，且嘱付梓，以广流传。余循诵一过，其中奥义秘诀，玄窍天机，无不详尽。不啻诸仙师面命耳提，金针暗渡。噫！兹编一出，岂独有裨世道人心，行见朝天阙免轮回者，莫不以是为津梁也。余愧谫陋无文，聊赘数语，以志朱君乐道之诚心，济世之善念。并望读是书者，尤当奉为箧中之鸿宝云耳。

民国二十二年癸酉冬月

上浣东武星若氏李炳章拜手叙

大成道乡修真全集

人性皆善,为物欲所蔽,虚灵不昧之气,渐归澌灭,坠入轮回。欲求一肖然常存,与天地相永久,盖亦难矣。一阴一阳之谓道。太极者,阴阳之始也。无极者,又太极之始也。昔香岩禅师参沩山,沩山曰:"父母未生时,试道一句看。"后禅师大悟,着法衣礼拜曰:"和尚大慈悲"。此言人受生之初,即太极也。降生之始,各具善质,即虚灵不昧之气也。渐习渐长,七情内夺,渐生妄想,即物欲也。父母未生时,即无极也。无极之时,无物欲也。人当原始返终,由太极归无极,由有欲化无欲,自能明心见性,以复其本然之善,即可与天地相参。括而言之,儒家之精一、释家之三昧、道家之真一,要皆不外乎是。余少年慕道,常梦游劳山。第以奉侍庭帏,未得远离。及长就商,投资青岛,密迩劳山。又遇墨邑卓泉王君,道学人也,余师事之,为余讲释《周易》,若有所悟。复归同善社彭回龙师尊门下,道心益切。职务之暇,遂入劳山。至太清宫,逢赵检院泰昌,赠丹经《大成捷要》一书。又至白云洞,有王道长全启,赠丹经《道乡集》一册:皆仙师所传秘诀。

余揣读日久，却烦恼，达轮回，息妄想，精神焕发。泥丸直阙于玄关，先后之天机，生生不息，以成既济之象。是二经者，真能使人化欲澄心，归真返本，拔诸苦海，登极净土，与日月并明，与天地齐年。实修道之津梁，渡世之慈航也。余不敢独擅其美，亟辑其残缺，重加校阅，以付诸诸剞劂，俾广传于世，以公诸同志，则毓养神气，炼性修真，作圣作贤，成仙成佛，未始不由此二经为发轫之一助也。持之，勉之。

民国二十二年

劳山道人玄中子朱文彬识

※ ※ ※ ※ ※

矍铄此翁　秉性渊冲　和以接物　敬以持躬
幼年慕道　老悟玄功　劳峰深处　逸士相逢
丹经谨受　秘诀潜通　究心性命　仙佛合宗
交离媾坎　伏虎降龙　精神外焕　丹液内充
皎皎白鹤　落落长松　善财龙女　左右侍从
林泉啸傲　杖履雍容　庐山欣识　钦迟高风

东武筱其氏蔡树屏拜题

大成捷要 性命双修 天机口诀

目 录

天运己未年乙亥月丁亥日上浣腾录

咏修身丹道

（两首）

一

借假修真赖此身，
此身自具一乾坤。
有人参透个中理，
管许寿延万万春。

二

取坎填离有妙方，
自身自配自阴阳。
愈生愈化愈强壮，
返老还童是药王。

大成捷要

集古丹经目录弁言

道本一理，法分三元。天元、地元、人元是也。丹宗九品准三成，初成、中成、上成是也。其三元丹经，分而言之，天元曰大丹，地元曰神丹，人元曰金丹。合而言之，初成曰金丹，中成曰神丹，上成曰大丹。是三元皆有大丹、神丹、金丹之名也。在天元尽性了命，地元擒砂制汞，人元移花接木。在初成百日筑基，中成十月养胎，上成三年乳哺。而要天元大丹之旨，不外彼铅我汞，取盗互藏之天宝。其实皆是一阴一阳，配合混炼而成造化者也。盖此三元丹道，理同法异，作用原自悬殊。而世之修真悟道者，大都知其一，不知其二者多矣。究之能列开门户，真知一端者，亦万中无一也。吾曾见有得闻天元大丹，而从天元了道者，则衹知天元之尊贵，而不知复有地元、人元之玄妙。有得闻地元神丹，而从地元服食登仙者，则衹知地元之尊贵，而不知复有天元、人元之奥妙。有得闻人元金丹，而从人元金丹了道者，则只衹人元之尊贵，而不知复有天元、地元之旨归。更有崇尚人元，而尊为金液，藐视天元而为玉液，是不知人元为接命之初乘，天元为了性之上乘，地元为服食之中乘，悲夫！试观古有得闻地元神丹，而兼闻天元大丹者，许施阳真君也。有得闻地元神丹，而兼闻天元金丹者，葛雅川真人也。有得闻人元，而兼闻天元、地元者，吕纯阳、张三丰是也。至于南五祖，皆以人元金丹了道。北七真皆以天元大丹登仙。而地元神丹无闻焉。他如崇释者，只知念佛诵经。奉圣者，只知敦伦守常。究之能专一，即能致精微，能至诚，即能格天心。只要能园聚得，一点真性灵光在，而皆不至于磨灭。所以一心念佛者，能超生净土。诚心敦伦者，能流芳百代。都是历代仙师道祖，传经演法，立说垂训，各心得妙谛，必不能同归一辄。是在善学者，暗炼揣摩,会其旨归耳。有专一元而立言者,有兼三元而立言者。有兼三元以立言者,而侧重人元者。有兼三元以立言,而侧重地元者,不得一概而论之也。如《金丹心法》、《性命圭旨》、《天仙正理》、《仙佛合宗》、《金仙证论》、《慧命经》等书,是专指天元大丹,清净修炼而言者也。如《金丹真传》、《醒道雅言》、《玄要篇》、《敲交歌》等书,是专指人元金丹,阴阳修炼而言也。如《黄帝九鼎》、《太清丹经》、《地元真诀》、《承志录》、《渔庄录》等书,是专指地元神丹,铅砌修炼而言也。若《道德经》、《阴符经》,是兼三元而言也。若《悟真篇》、《参同契》,亦兼三元以立言,而侧重人元者也。《龙虎经》、《石函记》,亦兼三元以立言,而侧重地元者也。后世未来圣真,心乎至道者,得见此论。知道分三元,理本一贯,庶不至望洋而兴靡涯之叹也。要知丹经道书,虽曰汗牛充栋,除此三元一理,先天大道以外,其余尽属九十六种外道,三千六百旁门。任他一切皆幻,总于大道不通。世代曰:惟此一事,余二即非真。所谓一事实者,即吾人之乾元面目,固有真我,不着色相,不落空亡之虚灵园明性体是也。释氏曰:真空正觉。道家曰:不神之神。故人之所以断生死轮回者,全凭性宗了当。至于人元金丹,乃接命之术。地元神丹,乃服食之道。而天元大丹,乃性命双修之全体大用也。吾今怜悯后学,指明经义,将历代仙佛祖师所传三元大道,丹经,分晰开列于左,愿天下仁人君子,有志斯道,得遇师传者,好援古证今,前后印考,必须上下吻合,方不坠入旁门。而且斯集一此使学者披古览今之下,一览即知作者之本意,归宗某家之著述,则泾渭立分,真伪立辨,而趋向可定。遵行无差。永不为异端邪说所惑矣。是为序。

【附录】

天元大丹,汇纂诸家经典,节取至理名言、丹经目录

《太上道德经》、《上天梯》、《黄石公素书》、《太清中黄经》、《三一九宫法》、《理学宗传》、《太上胎息经》、《王少阳黄庭内外景经》、《道藏集要》、《吕祖宗正全书》、《文昌帝君胜典》、《三元真一经诀》、《瀛洲仙籍》、《关尹子文始经》、《张三丰全集》、《金丹大要》、《李莹蟾心法九章》、《少阳中和集》、《道言内外》、《三丰秘旨》、《奇经八脉》、《六祖坛经》、《仙佛真传》、《家宝全集》、《道书全集》、《郝祖太古集》、《云光集》、《如幻集》、《精微集》、《马祖圆成集》、《性理大全》、《李莹蟾中和集》、《赵缘督仙佛洞源》、《钟吕传道集》、《玄学正宗》、《刘樵阳玉真语录》、《入道秘书》、《玄奥集》、《玄门宗旨》、《八景飞经》、《太极崇宗》、《重阳脉望灵文》、《重阳韬光集》、《邱祖蟠溪集》、《娑婆界》、《三素云法》、《龙门秘旨》、《王重阳全真集》、《遵生八笺》、《王玉阳清真集》、《重阳云中集》、《张紫阳金笥宝录》、《二十四神行事诀》、《云笈七签》、《鸣道集》、《关尹子定观经》、《吕祖百字碑》、《清微王品真经》、《洞玄金玉集》、《人生必读》、《渐悟集》、《行化集》、《致富奇书》、《刘祖太虚集》、《生神玉经》、《樵阳经》、《孙祖五明经》、《玄中直讲》、《孔子家语》、《规中指南》。

以上所引经书,举其所知,共七十部,采取其中至理名言,秘密奥语,以为天元大丹注释详解,其开示来学,以破千古之疑团也,可谓至矣。

地元神丹，节取至理名言、丹经目录

《太清观天经》、《太清金液神丹经》、《黄帝九鼎神丹》、《九转流珠》、《神仙九品丹经》、《抱朴子神仙金沟经》、《大洞真宝经》、《修伏灵砂秘诀》、《大洞炼真宝经》、《九还金丹秘诀》、《龙虎上经》、《雷震丹经》、《太上明镜匣》、《上帝九品神丹秘录》、《太上金轂歌》、《太古土兑经》、《庚辛玉册》、《渔庄录》、《三元秘范》、《浮黎鼻祖金药秘诀》、《大丹秘旨》、《南岳上仙炼丹秘诀》、《谌母元君铜符铁卷》、《八草灵交篇》、《天台咫尺》、《许真君石函记》、《金丹秘诀》、《丹房须知》、《陶填还金术》、《地元真诀》、《彭真人观华经》、《火莲经》、《黄地神水经》、《太上灵砂涌泉匮》、《太上圣祖金丹秘诀》、《洞天秘奥》、《三十六水法》、《灵砂九转大丹法》、《火龙经》、《金粟园》、《圣祖长生涌泉匮》、《金辕黄帝述宝藏论》、《白体圣胎灵砂秘诀》、《黄芽大丹秘旨》、《五金粉图》、《金火指直》、《承志录》、《黄白镜》、《秋日中天》、《竹泉集》、《葛洪抱朴子内篇》、《七十二龙芽》、《崔昉外丹本草》、《黄白直指》、《淮南王鸿宝秘书》、《黄白破愚》、《黄白鉴形》、《太微帝君长生保命丹》、《金匮藏书》。

以上等书，举其所知，共五十九部，皆宗地元神丹至理名言、秘密奥语、注释详解之旨归者也。

人元金丹，节取至理名言、丹经目录

《黄帝阴符经》、《石杏林还元篇》、《醒道雅言》、《张紫阳悟真篇》、

《孙教鸾葫芦歌》、《金液还丹》、《敲爻歌》、《修仙程途》、《薛紫贤复命篇》、《无根树》、《度人梯》、《吕祖鼎器歌》、《金丹真传》、《周易悟真篇》、《一贯真机》、《金丹五百字》、《真金歌》、《同尘集》、《昌道真传》、《魏伯阳参同契》、《魏伯阳鼎器歌》、《黄鹤赋》、《九皇丹经》、《玄机直讲》、《易筋经释义》、《度真人》、《陈泥丸妙悟集》、《崔希范入药境》、《周易宝事》、《吕祖指玄篇》、《沁春园》、《张三丰玄要篇》、《试金石》、《九层炼心篇》、《百句章》、《试金石》。

以上等书，举其所知三十五部，皆宗人元金丹之旨、至理名言，合前天、地二元，共曰"三元"，皆古圣佛祖仙师所著，以及历代真人、隐士所传，昭昭可考，处处谌觅，有待识得真传者，可一见即知也。

天元大丹，逐节秘旨口诀，宗古圣仙佛丹经目录

五事之旨：第一事，明先天三宝；第二事，明炼巳还虚；第三事，明凝神气穴；第四事明机动调药；第五事，明药产采炼。

"两个六候"之说，皆宗《天仙正理》、《仙佛合宗》、《唱道真言》、《金仙证论》、《慧命经》等书，皆指明天机口诀。

炼心之旨，宗《唱道真言》。

止念之旨，宗《青华秘文》。

主敬存诚之旨，宗丹书《十六字心传》及《慎独之功》。

主静立极之旨，宗《周子太极图说》。

无极太极之旨，宗吾师之心传。

调药文武、采炼之旨，宗《金仙证论》、《慧命经》。

玄关一窍、产出真种之旨，及《修真辨难》与《唱道真言》，亦宗前经。

阳火阴符、小周天之旨，宗《天仙正理》、《金仙证论》、《慧命经》。

火足止火之旨，亦宗前书。

七日采大药之旨，宗《仙佛合宗》语录。

六根震动之旨，宗《天仙正理》。

五龙捧圣之旨，宗《仙佛合宗语录》及《八祖金丹心法》。

过关以后，服食得丹，大蛰七日之旨，宗《修真辩难》。

收内药用卯酉周天口诀，宗《性命圭旨》。

守中抱一之旨，宗《仙佛合宗》及《精一执中》之说。

太阳炼形之说，宗《性命圭旨》。

日月合璧之旨，宗《慧命经》及《心印经》。

珠落黄庭之旨，宗《性命圭旨》及吾师之心传。

灵光护法、雷神守坛、赤蛇透关、王王来临及中气一贯三田之旨，旨得之心传。

三华聚顶、五气朝元之旨，宗《灵宝毕法》。

纯阳祖气来助胎圆之旨，宗《慧命经》。

胎圆止大周天火之旨，宗《金丹心法》。

入定开慧、通神达化之旨，宗《五福因缘》、《性命圭旨》、《太清中黄经》。

调神出壳之旨，宗《灵宝毕法》。

收摄金光、敛神入壳之旨，宗《慧命经》及吾师之心传。

三年乳哺、千变万化之旨，宗《金丹心法》。

九年面壁、炼虚合道之旨，宗《性命圭旨》、《慧命经》。

百日筑基内，有五层活子时，皆得之心传。

调外药时，有机动活子时；产小药时，先有息住活子时，后有玉管双吹，痒生毛窍之活子时，运小周天有起火之活子时，产大药有火珠呈现之活子时。

盖调外药之活子时，无数。产小药与运周天之活子时，不过三百之数。至于产大药之活子时，只一个。此皆百日筑基内之事也。

百日、十月关中，有七次混沌开基之旨，皆得吾师心传。

第一次混沌开基是玄关窍开、产出真种。

第二次混沌开基是阳光之现、产出大药。

第三次混沌开基是结道胎、一阳初生。

第四次混沌开基是璇玑停轮、日月合璧，亦曰二阳生。

第五次混沌开基是心灭尽、大定以后，三花聚顶、五气朝元。

第六次混沌开基是深入涅槃、神俱六通。

第七次混沌开基是高登彼岸、金光如轮。

此以上口诀天机、秘密奥语，尽在以上。诸品丹经，印印可考，心心相授，宗吾师之心传。若不明五个活子时，七次大混沌，后世未来圣真，任你讲得天花乱坠，地涌金莲，纵有刚志修持，难超脱三界之外，而登大罗。古云：只为丹经无口诀，教居何处结灵胎。此《捷要》一册，下卷详释，口诀天机，尽泄无余，兹不复赘。

开荒下种已多年，我佛灯光尚未传。

无缝塔前难了命，双林树下怎超凡？

有谁踏破窍中窍，惟我揭开天外天。

欲识玄关端的处，无中生有是真诠。

大成捷要，性命双修，纲领条目，心印口诀、秘旨灵文

务成子曰：儒教有三希真修，曰：士希贤，贤希圣，圣希天。释教有三皈大戒，曰：皈依僧，皈依法，皈依佛；道教有三炼实功，曰：精炼气，气炼神，神炼虚。夫道之初节炼精化气功夫，名曰：小成筑基。欲出疾病，却衰老，延寿考，返童颜，当行百日筑基之功，明五事，则入首有准。辨六候而运行无差。调元精以炼外药，须凭风火文武之妙。采真种以炼小药，要假周天火符之玄机。火足药灵，龟头缩，而丹放毫光。意采眸取，六根震，而

五龙捧圣。透三关，过九窍，永成金刚不坏之体。升乾鼎，降坤炉，定作长生不老之人。此百日筑基之功，已返到本体未破、乾坤交泰之地，名曰：人仙者是也。

郁华子曰：次节炼气化神功夫，名曰中成养胎。欲知往测来，趋吉避凶，立功扬名，光宗耀祖，而行十月养胎之功。按七禅以返寂灭，随六机以证圆通，守中抱一乃养胎之主脑。不分昼夜而并进，动应静蓄，是炼丹之神机。无论始终而皆然，时时刻刻，勿忘勿助而养。绵绵密密，常定常照而温。将见真气上运，甘露下降，行卯酉之周天以收内药。分左右之升降，以固胎圆。或太阳当空，催逼久而玄珠下降炉中。或丹光如莲，开放极而金花上飘鼎外。或真火炼形，或赤蛇透关，或龙虎交战，或婴姹团圆，或龟蛇盘结，或仙佛来参，或中气周匝而生芒，或电神施威而监坛，或现天堂美景以诱我，到处是琼宫阆苑，或见地狱恶形以惊人，随神头鬼脸愈出愈奇。要皆金丹之变化，或真或幻，总宜心死于见闻，直至铅尽汞干，二气住则璇玑停轮，阳长阴消，六脉回而日月合璧，自然饥渴永绝，而气化纯阳，身能耐寒却暑，昏睡全无，而丹光常明。心必达圣通灵，由是灭尽定极，心空性现，神俱六通，气充两仪，金莲匝地涌，白云满天飞，聚三昧真火，攻百会乾鼎，雷声震震，轰开紫府内院，电光闪闪，调出入定阳神。产仙婴于凡躯之外，聚金光于法身之中，方谓渡过苦海，正是高登彼岸。此十月养胎之功，已返到乾元面目、固有真我之位，名曰地仙者是也。

太乙元君曰：三节炼神还虚，名曰上成乳哺。欲超凡入圣，成仙作佛，经纬天地，辅助造化，而行三年乳哺之功。是必炼神以还虚，及能出有入无。要完六六乳哺之功，须明七七存养之道，依阳光之收放，准调神之出入。然阳神之出也，主乎动。动则宜暂不宜久，宜迩不宜遐。而阳神之入也，主乎静。静则贵久不贵暂，贵遐不贵迩。其功必由暂而至久，其效必因迩以及遐。盖愈静定斯愈笃实，而阳神愈坚，慧光愈明。亦愈调演斯愈纯熟，而阳神愈灵，变化愈妙。直至三年功成，性体老炼，觉得调神出壳之际，而阳神直以太虚为宅舍，极大地山河，尽是我之家庭田园，游赏栖迟之所也。及收回入定之时，而阳神又以色身为寝室，合内院中宫，尽是我之床枕几席,偃仰晏息之处也。将见举足千里,遍游万国,真空妙有,隐现莫测,通天达地,步日玩月,入水不溺,入火不焚,入金石无碍,殆无入而不自得焉。阴阳不能陶铸,而反能陶铸阴阳。五行不能变迁,而反能变迁五行。阎罗不能制其死,帝释不能宰其生,纵横自在,出入自由,欲少留在世,则护国而佑民,建功而立业,欲超凡入圣,则凌霄而霞举,飞升而拔宅。无论在尘、出尘,皆能济世利物,辅正除邪,救旱救涝,消灾消劫。或说妙演经,日赋万言以阐道,或立法垂训,度尽众生而传灯。任其所为无不神通灵应,变化而莫测。即十百千万亿兆浩劫,永远住世,亦不生不灭。即分形散影,百千万亿化身,遍满三千大千恒河沙界,亦无穷无极。此大丈夫得意之秋,功成名遂之日也。人生至此,宁不快哉。此三年乳哺之功,已返到性体坚刚、神化无方之位,名曰神仙者是也。

尹大真人曰:予观汉唐宋元,历代诸仙,多从此处超脱,尸解而去。然神虽妙,而形不妙,不能浑于无极。虽曰名登仙籍,逍遥洞天,而少却末后一着,炼虚合道功夫。要知有些欠稳处,不得究竟。吾今演出千佛秘藏,万祖心印,末后一着,最上大成,此九年面壁之功。已返到无余涅槃大觉金仙之位,其见趣可谓度尽群仙矣。此下卷详解,兹不复赘。

众真曰:世人不知顺此机,而应事接物。贪尘缘以丧精神,劳筋骨而致衰老,卒至病死,坠入轮回。人尽是沉苦海,而大失觉路。由是迎此机,而风吹火炼,调元精以育真种,运周天而产大药,养成气母永镇下田,撑法船而高唤迷津。此存理养气之功,乃古圣先贤,佛祖仙师,所心心相印,口口相传,而不许轻意妄泄于非人也。今则尽泄于此书矣。孔子云:知我者,其惟春秋乎?罪我者,其惟春秋乎。而汇纂是书亦然也。

大成捷要，性命双修，心印口诀，天机提纲

返还证验说

太上曰：七返九还之法，下手兴功，先将上窍离中真阴（元神是也），送入内金鼎气穴之中，与下窍坎宫真阳（元气是也）配合，以神合气，以气育神，使神气混一，绵绵密密，存无（元神）守有（元气），渐入化机，久久坐忘，结成胎息，胎息定，则呼吸住，而真种产矣。每日如外夫妇，交情媾精，藕绵美快，切不可着他。水火自然既济，龟蛇自然蟠结，发运四肢，贯通百骸，真气熏蒸，如火之生，焰焰相似，此真阳祖气透三关，过九窍时也。只要水火均平，不可太过不及。火过则伤丹，不及丹不成，此是小周天火候。调和协宜，喉息自然倒回元海，外阳自然缩入腹里，真火自然上冲。浑身苏绵美快无穷，腹内如活龙动转。真气升降，一日有数十样变化，婴儿姹女自然交欢配合，此是采阴补阳一节。修炼我身内玉液还丹，乃筑基炼巳。积我固有之法财，经日逍遥，昼夜常明，而为长生久视之初阶也。不过是气满、精盈、神全而已。奉劝学道志士，诚心参访宗师，恳求心印口诀，抉破一身内外两层真天机。内天机产在坤炉，外天机发于乾鼎。明白下手速修，炼巳待时，候一阳生。筑基时，一阳生于九地之下。结丹后，一阳生于九天之上。择地入室，人迹罕到之处，鸡犬不闻之所，炼此龙虎大丹。外边又要知音道友护持，不许一个闲杂来往，恐怕惊散元神。古人谓：接命之处，正是伤命之时也。先言和光同尘，今言僻居静处者何也？炼己于尘俗，使对景忘情。养气于山林，是炼虚合道。要知超凡入圣，乃尘世希有大事，必须一尘不染，万虑皆空，丝毫不挂，一刀两断，永作四外之客，不起寰中之想，终无退悔之心，忘形无我，持空炼神，浑身脏腑、骨血脉，都化成青

气，透金贯石而无碍也。当此之际，七窍生光，昼夜常明，心如止水，身若太虚。这才是气满神全，法财广大也。方可炼此龙虎大丹，去夺身外天机。下手擒拿，采吾身外真铅。先以龙伏虎，次驱虎就龙，若会攒簇，不失时节，湛然摄起，海底之金，使其透尾闾，贯夹脊，上泥丸，化为金液，降下重楼，直入水晶宫中，与我身内木汞配合，不过半刻时辰，攒簇已定，真火冲入四肢，浑身骨肉火烧刀割相似，最难禁受，就是十分好汉，到此无一分主张。虽如此说，总要咬定牙根，拿稳主意，忍人所不能忍，为人所不能为，舍死忘生，忍一时刻之苦，享亿万年之福，防危虑险，沐浴身心，铅汞投而水火交，顷刻之间，浑身骨节关窍，如炒豆子一般，一齐暴开。周身无血，都会说话，就在身上闹成一堆。舌根下有两穴，左为丹井，右为石泉，此正是廉泉穴。随骨脉一齐暴开。心火下降，肾水上涌，功夫到此，舌下灵液如外水泉一般，昼夜咽纳不完，滋味甚异，比糖蜜更强十分。又有至妙者，临炉下手之初，地将产其金莲，天先垂乎宝露，忽然一点真汞下降，透心如冰之凉，即运一点神火，随之攒簇于交感宫内，浑然一团，湛然常明，如千千战鼓之鸣，万万迅雷之吼，此是自己一身，百脉气血变化，切莫惊怕。只要咬钉嚼铁，死心不动，定静至极，于虚空中或见龙虎交会，天地交泰，日月交宫，或见众仙诸佛来贺丹成。功夫至此，一切苦乐景象尽皆发现，切不可认他。恐着外邪，坏我功修。莫问是真是幻，我自见如未见，闻如未闻，一味死心不动，守定真性阳光，阴魔自然消散，铅汞自然和合。三日才生大药。三日内最难过，遍世界都是魔境，四面鬼哭神号，八方杀气狼烟，直闹得天昏地暗，此正是大开关功夫。到此十个、九个都吓杀了。切记此皆三尸作祟、阴灵幻化，切莫理他，不惊不怕，才是道器。盖已汞虽化成神，即是阴神，阴神最灵，能千变万化，现出诸般境象，害我功修。纵有坚志恒心，他岂肯善善降伏。前人说得好，你会六通神，才能脱生死，不然休想成道。此是金液还丹，混混两日半，气气相通，窍窍光明，气满神全至极，忽然活泼泼地逆出太阳流珠，脱壳入口，百万龙神，尽皆失惊。此是七返九还金液大丹入口，始知我命由我不由天也，仙经云：这回大死今方活，又云：一战而定太平，即是此等地位。真死之药脱入口中，顷刻周天火发，骨胎化作一堆肉泥，阳神脱体撒手无碍。专心致志，持空养虚，以虚养神，神化为虚，虚化为神，千变万化，名曰：全真厌居尘世，逍遥洞天，自有三千玉女来侍。终日蟠桃会上，饮仙酒，戴仙花，四大醺醺，浑身上下，彻底玲珑，天地交泰，日月交光，风云际会，龟蛇蟠结，千灵听命，万神受使，紫光腾腾，瑞气霭霭。此是五龙大蛰法也。如此守中抱一，炼之百日。此百日乃十月养胎。前三月之百日也，玄关自开。此玄关乃太阳真火，烧开顶门之玄关也。婴儿现相，金光罩体，现出天地日月、龟蛇龙虎，皆是铅汞余气，结成护法神将。到此地位，口中才乾得外汞，又能使乾汞化为紫赤金，而为住世之宝。再炼之六个月，体是银膏，血化白浆，浑身香气袭人，口中出气成云。此是炼丹成熟，一块乾汞，人服之永不死矣，亦能治死人复活。炼至十月胎圆，阳神脱壳，一身能化千万身。养至十二月，夺尽天地全数，能化出八万四千阳神，个个通灵达圣，隐显莫测，变化无穷，步日月无影，入金石无碍，水火不能焚溺，刀兵不能损伤，鬼神不能窥其奥妙，帝释不能宰其生死。此大丈夫功成名遂之时也。浑身气机无不是大药，鸡餐成凤，犬饵成龙，凡人服之皆得长生。此理鬼神也难明。仙云：内丹成，外丹就，言修内，即兼乎外也，何须更劳炉火哉？盖积精累气，养得气满神全，金光发现，昼夜常明。则内丹就，而身外之丹，亦呈象矣。此内真外应，必然之理也。待默朝上帝，授以天爵，万神朝礼，能拆天补地，摘星换月，驱雷转斗，呼风唤雨，举心动念，天神地祇，无不听命。这福德，胜是三辈天子，智慧赛过七世状元。凡俗愚夫，福薄缘浅，皆以先人者为主，自以为已得真传，其实坠入旁门而不知迷，入歧途而不醒，反自高自是，满假傲慢而不堪亲。一见其声音颜色，拒人于千里之外。高人贤士，犹望望然去之，而况仙圣乎。吾勉学者，未遇明师时，当虚心下气，积功累德，诸恶莫做，众善奉行，自然感动真仙，得遇至人、高明贤士，笃志恳求，必能抉破一身内外两层真消息、三个大天机,指日可与仙佛并驾齐驱矣。

道身证验说

九灵老人曰:静中忽闻异香满室,舌涌甘泉,心火下降,肾水上升,黑夜隔壁见针,上达天堂,下涌地府,顶上红霞旋绕,眼中电光闪烁,或一气偶冲于心,耳闻狂风飚烈,雨声淋漓,仙音天乐,声音嘹亮,真气后升、甘露下降,循环不已,青天朗月,雪拥晴空,龙虎际会,日月交光,内观脏腑,朗如烛照,通体上下,如水晶宝塔,金光罩体,寒泉沥沥,温气绵绵,皆非幻化,尽是真功做出实验,一一皆须认之。降下咽入丹穴,不可吐损,乃是金丹之根。或肾中真气发泄,上透泥丸,下自涌泉,耳闻千千战鼓、万万雷鸣,狂风揭地,雷光掣天,周天火发,上下通红,穿筋透骨,四肢八脉,处处流通,或迷醉三五日,恍惚之间忽闻天语,觉得心花大开,地理山河,了如指掌,过去未来、天上地下、一切事情无不周知。有时毫光发现,冲出丹房,忽然一性跳出身外,便嫌四大秽污。此乃阳神出壳之兆。须急收回,照依前诀,演之三年,自然能成千万亿化身也。以后百日不食不饥,一日百餐不饱。当十月温养、金液还丹之际,觉得尾闾有物,直冲夹脊双关,历历有声,逆上泥丸,如有物触脑状,自上腭颗颗降入口中,状如雀卵,味似阳酥,香甜软美,徐徐咽归丹田,一连九日咽纳不绝。自此以后,五脏清虚,闭目内观,脏腑历历如烛照,渐次有金光万道,灿烂透出身外,其丹光如火轮云霞,上下盘旋缭绕,笼罩禅座,渐渐引阳神入于大定。而为超凡入圣之实验,非比喻也,乃真景象也,仙师亲证此异,不敢语人,盖非常人所能见闻之事也。有仙缘道骨,而得遇是书者,则宝之秘之可也。

关窍秘诀

夫人身后有三关:尾闾、夹脊、玉枕是也。尾闾在夹脊尽头之处,其关通内肾之窍,上行乃是一条髓路,名曰漕溪,又曰黄河。此阳气上升之路。直上至第七节，与内肾两相对处，谓之夹脊关。又上至脑后，谓之玉枕关。此身后三关也。人身前有三田：泥丸、土釜、华池是也。泥丸为上丹田，方圆一寸二分，虚间一穴，乃藏神之所。其穴在眉心，入内一寸为明堂宫，再入内一寸为洞房宫，再入内一寸为泥丸宫，即上丹田。眉心之下，向口中有二窍，即口内上腭，谓之鼻梁金桥，又曰上雀桥。舌下亦有二窍，下通气管喉咙。盖颌下硬骨为喉，乃内外气出入之处也；颌下软骨为咽，乃进饮食、通肠胃之所也。其气管有十二节，名曰重楼，直下接肺窍以至于心。心下有一窍名曰绛宫，乃龙虎交会之处也，直下三寸六分名曰土釜黄庭宫，为中丹田，左明堂、右洞房，亦是空间一穴，方圆一寸二分，乃藏气之所、炼丹之鼎，外与脐门相对，约有三寸六分，故曰：天上三十六，地下三十六，自天至地，八万四千里，自心至肾八寸四分。天心三寸六分，地肾三寸六分，中丹田一寸二分，总计八寸四分，合天地之全数——人身一天地也。脐门内号生门，中有七窍，下通外肾。外肾乃精气走之处。脐之后、肾之前，中间一穴，名曰偃月炉，又曰气海。稍下一寸二分，名曰华池，乃下丹田藏精之所、采药之处。左明堂、右洞房，亦是虚间一穴，方圆一寸二分。此处有二窍，向上一窍通内肾，直下一窍通尾闾，中间强名曰玄关。无中生有之处。炼精炼到精满气足，自然产出真一之气，玄关自开。又云：人身中，有修炼金丹三窍，不可不知也。上窍离宫心位，外阳而内阴，中藏元神，为性、汞、龙、灵山是也；下窍是坎宫肾位，外阴而内阳，中藏元气，为命、铅、虎、气穴是也，以及命宫、坤炉、生门、密户皆此一处。人能凭真意，元神下凝命宫，自然超生了死。此上二窍中间，又有养胎一窍，是空洞之所、虚无之窟，乃人身之正中。在心下脐上黄庭之处，中丹田是也。此人一身之关窍也。

《大成捷要》天元大丹
二十四节口诀天机目录

第二十三:身外有身天机三年乳哺

第二十四:炼虚合道天机九年面壁

仙真曰:百日筑基,十月养胎,三年乳哺,九年面壁。廿四节心印口诀、三十六层危险,此册下卷详释,兹不复赘。

道教源流谱

粤自鸿蒙初辟,五老治世。道祖则统理乾坤,而无世不出。儒宗则维持纲常,而代由传人。佛祖则道遥西天,亦历劫显化。惟道祖金光玄玄,主宰昆仑,阐扬玄风,治世五行,培养两仪之正气,裁成一元之仙真。自混沌开辟,不能一概而论之。初黄帝访道崆峒,广成子授之以道,而得跨龙飞升。至周末太上老君,转劫降世,度儒化释,传道尹喜。而为三教之宗,万真之主也。故时至东汉,金母将伏羲所演太极八卦,先天之灵文,及老君所传,复性立命大丹之秘旨,默授于青州王玄甫。及道成以后,金母赐号为东华帝君。帝君誓愿宏深,欲广开法门,永垂道脉。因于本朝桓帝,永寿丁酉年,传道于正阳祖师钟离权。至唐朝武后天授二年,正阳祖师传道于纯阳祖师吕洞宾,时吕祖六十四岁。事师七年之久,始闻道。至咸通十三年,道始成。后至五代,梁太祖乾化辛未年,正阳祖师又渡燕国宰相刘操,号海蟾子。时操亦六十四岁矣。事师五年,至六十九岁,始闻道。七十余岁,道始成。随溷迹于青城,又自号青城丈人。后渡八十三岁张伯端,道号紫阳。因开南宗一派,故有南五祖之称。石杏林、薛子贤、陈泥丸、自玉蟾、彭鹤林,皆其最著者也。至宋太宗时,吕祖同海蟾、麻衣游华山,遇陈抟,习蛰龙法,因传出神玄机,遂端坐羽化而去。至于北七真,乃钟、吕二祖师,于南宋高宗三十三年,己卯岁,同到终南之甘河镇。渡重阳祖师王孚中,及授先天大道。已毕,举首忽见东方,现出七朵金莲,开花结子,因问其故。祖师笑曰:岂止七朵金莲而已,将来必有万朵玉莲房也。俟后重阳祖师于孝宗乾道年间,传道于马丹阳、孙不二、邱处机、王处一、刘处玄、谭处端、郝大通,以为七朵金莲之兆。此七真之中，惟邱祖大开普渡之门，后携无数第子归天上。帝封为天仙状元。而马祖亦阐真一之化。故于光宗绍熙庚午年，传道于宋披云、李大成、赵蓬莱、韩清甫。此四人道成以后，惟宋披云能永其心传，自号黄房公。于元朝成宗时，西游至蜀，传道于李太虚。太虚授道之张紫琼，紫琼授之赵缘督。缘督子于元时，明帝天历己巳年，渡庐陵之陈致虚。字观吾，号上阳子。其闻道以后欲炼无资，遍觅有缘。游至西南粤地，獠人强求其道而不得，将观吾以酒灌醉，置之鼓中，投之大洋。惊动天妃，命海神呵护，送至南滨，遇田候奉命来祀天妃，于水中救出，问明被难之由，带回京师，助以资财，遂得了道成真。自念予不死于水鼓之中。致有今日，是天将假予以传道也。于是遍访有缘，大开道门，所传第子，超凡入圣者二十余人。至元末顺帝，至正癸未年，声闻于上，顺帝使命征聘，真人知其国运将终，予先示化，遁入灵墟而去。以上叙马祖丹阳，一脉所传授。其祖遂止而弗传。初元朝延佑元年，有张三丰，访道参玄。几三十年，均无所遇，徒劳勤苦，性命惶惶。不得一遇至人，以了生平之愿。乃西之秦陇，挹太华之气，纳太白之奇，走褒斜，渡陈仓，见宝鸡山泽，豳遂清秀，乃就金台观而居焉。慨至道之难闻，遂日夜焚香以告天，求天助道也。时六十七岁矣，因感陈抟老祖弟子火龙先生传授至道，及炉火外丹，因得超凡而入圣矣。待至明朝嘉靖年间，又有虎皮坐张静虚真人，访道于西蜀之碧阳洞，得遇符阳祖师邱长春，传授至道，随止洞中修炼成真。祖师命静虚真人下山，复开普渡之门。真人访遍天涯，录觅有缘，至万历己卯年，仅渡李虚庵一人而已。虚俺真人又于万历丁亥年，渡曹还阳兄弟二人。还阳真人于万历甲子年，渡伍冲虚。冲虚真人为龙门邱祖第四传弟子。道成以后，著《天仙正理》、《仙佛合宗》等书。而斯道随大明于世。至我皇清雍正年间，有寂无禅师出世。上接邱祖真传，扬玄风于释门。至乾隆年间，又有华阳禅师，遇合从冲虚二祖师，随得踪其道，而永其传。著有《金仙证论》、《慧命经》以行世。蔓延至今，传遍华夷，赖此经超凡入圣者，不可胜数。是将应万朵玉莲房之兆也。已况晋时许旌阳真君，亦有明谶。言一千四百年后，当出三千天仙，八百地仙。但看豫章江中，有一道仙佛地脉，流沙现此此其时也。(此谶语，出自笼沙宝谶。崔公堂石碑，其八百地仙，已出于前名，而刘樵阳乃八百之首也。)童谣云：沙雍豫江口，神仙满街走。而事至今日，适逢其会。此时豫章江中，现一沙滩，名曰新州也。盖普渡群迷，虽云万劫奇遇，犹恐玉石之不分，而收原结果，故属一元佳期。不无龙蛇之混杂，将见邪与正，各立门户，著书立说以行世。真与伪，互相传道，开坛演教以渡人。有守山根而为玄关者，是不知玄关为无中生有之妙喻。不炼真阳，必终归空亡。有贪采战，而求女鼎者，是不知女鼎为借花献佛之玄机。无得于人，而先失于己。以及渔利狂徒，借炉火而入骗局。疗病小术，学导引而勤吐纳，尽属外道，难以悉举，类皆旁门，不能殚述。怎比先天尽命之学，大背吾党，存理养气之功。有志真修实悟者，可不详审明辩，而定期趋向乎。吾于太上所传，无极大道，得自静觉祖师，心印口诀，先天之灵文。苦无资财伴侣，不能静修密炼。又有父母，衣食累身，不能坐进此道。恐大道失其真传，上辜师父一片乳哺之恩，钦将至理口诀，著于竹帛，下表弟子半生饥渴之苦。使今世文人学士，借此书以成圣。后代佛子仙种，赖吾言以登真也。则吾亦有余荣矣。是为之，著书并留谱云：

劝君莫虑无知音，自有同心合德人。只管中流作砥柱，何愁孤树不成林。时来自有风云会，运转岂无龙虎吟。好个霾消天气朗，一轮红日照乾坤。

大成捷要,性命双修,心印口诀,天机密文

百日筑基

初节炼精化气功夫,名曰小成筑基。

尹喜真人曰:夫筑基之功,调药补精,炼精化气。收心以还虚,即收神固精养气之诀也。身内精气充实,骨髓坚强,方可入室下功,而求返还之道也。养气固精,及止念主敬,观心存诚之功。从晨至暮,涤滤洗心,退藏于密,回风混合,心目内观,主静立极,不使有一毫之累,留于方寸。涵养于不有不无之中。外无所着,内无所思,空空洞洞,虚虚灵灵,心不得随缘而放驰也。昔日逢师传口诀,只教凝神入气穴,正谓此也。气穴即命门,正在脊骨第七节之下,脐后肾前,前七分,后三分,两肾中间,左属水,右属火。其中空悬一穴,上通泥丸,下贯涌泉,为先天大道之祖,逐日生气之根,产铅之地。而千变万化之道,神妙莫测之机,尽从此出。故曰:此窍非凡窍,乾坤共合成,名为神气穴,内有坎离精。道家曰气穴,医家曰命门。命门旺,十二经皆旺。命门衰,十二经皆衰。命门生,则人生。命门绝,则人死矣。

最初还虚蛰藏气穴

守阳真人:入室下功,而求返还之道。必须静室端坐,返观内照,凝神入于命门之地。知而不守,先存后亡,虚心凝神,不着色相,不落空亡。虚灵不昧,存养寂照,以三炷香为度。但觉呼吸和缓,空洞畅快,即是真正存神达化之功。行不过七七日,水火交而真阳产矣。凝照三月,方可近内,渐凝渐住而结丹。凝照百日,方能透关过窍。心止于脐下,曰凝神。气蛰脐下,曰胎息。心息俱伏藏于脐下,守其清静自然,曰勿忘。其顺清静自然,曰勿助。总以虚空为藏心之所,以昏默为息神之

乡，三番两次，澄之又澄，沉之又沉，渐渐心息相依，神元融合，不觉恍然阳生，而人如醉矣。

绝食腥荤香辣

上阳子曰：入手下静，先绝食腥荤香辣之物。盖腥荤之物，味主沉浊，食之必至后天之气粗而难伏。香辣之物，性主轻浮，食之必至先天之气散而不聚。要知存乎理者，禁食腥荤香辣，专持清斋，素食淡饭，以除原味。不食过饱，过饱则伤神。不食过饥，过饥则伤气。饮食要调合得中，饥则加餐，食可则止。此节即饮食之道，后世修真，不可不知也。

收心炼己口诀

正阳祖师曰：入手修真，总以炼心为主。专看念头起时，坚持正觉，使杂念扫除，而皈于一念。主静立极，还虚入定，扫除三心，灭尽四相，直待心地静后，性天清凉，凝神入定于气穴，一心默守，阖辟之机。出入之数，二呼气机辟开，一吸气机阖住，神存气穴，存想呼吸之气。由督脉，如红日上升乾顶。似皓月，由任脉下降坤炉。一数记十数，十数记百数，千万之数无差。摄心在数，务令念不散，意不乱，心息相依而同行，此是心猿牢拴，意马高拴。古人云：真意往来无间断，知而不守是功夫。着意头头错，无为又落空。从有心化为无心，使心体空空洞洞，虚虚灵灵，则无生灭。欲除妄念，先持正觉，有觉自然无念，无念积习纯熟，可致无梦。无梦则心死神活，现在之大事也。盖心不炼则神不定，性光必摇。意不炼则情不死，而命根不固。必须灭尽心头之火，消尽无穷之欲。时时一真内守，处处万缘皆空，而性天清凉，方不为欣喜所迷，此炼己之功耳。故曰：未炼还丹先炼己，炼己纯熟而后还丹。收回来须放下，久久行持焉有不存者乎。

回光返照天机

白玉蟾云：内炼之道，至简至易，惟欲降心火入于丹田耳。盖丹田乃坎宫属水，心乃离宫属火。火入水内则水火交，而真阳产矣。古人谓之心肾，非坎离也。正阳真人曰：降心火，是南辰移入北辰位。石杏林云：以神皈气内，丹道自然成。刘海蟾曰：我悟长生理，太阳伏太阴。许旌阳云：与君说破我家风，太阳移在明月中。王重阳祖师曰：初筑基之时，先将上窍之神，沉潜在下窍气穴之中。心息相依，使真意常觉。一呼一吸，往来造化炉中。久久纯熟，自然火从脐下发，虎向水中生，不归中而自皈中。初守脐下一窍，回光返照原是一团黑球，如月之阴魄，纯阴之地。日月被此离火凝照，巽风吹嘘，自然黑中生白，水里火发，温暖之气，旋绕气穴，而为真阳初动，无中生有。又曰：纯阴之下，须用风火锻炼，方得阳气发生。此皆发明存养一点虚无元神，下藏于气穴之内，谓之送皈土釜，牢封固是也。先天元神虚灵性光，安于其中，如龟之藏，如蛇之蛰，勿忘勿助，若存若亡，久而呼吸相含，神气相抱，自然玄关窍开，而真种产矣。

文武风火妙用

邱祖云：入手功夫，每当半夜子时以后，虚极静笃，天然醒觉，一阳来复，外肾兴起之时，元精吐露，外药发生之际，即当行调药之功，运动风吹火炼之玄机。夫风者，呼吸之气。火者，虚灵之神。文者，无为之风火。武者，有为之风火。盖无为之文风文火，用在调外药前后两头。而有为之武风武火，用在调外药元精正旺之时。盖真气动时，最易下流顺出，必用真意眸光，凝入命宫气穴之中。主照统摄，真气即下行，而化为元精。非呼吸之息，以风助火，以火销金，而元精必不能复化为元气，归宿坤炉本宫之中矣。然用呼吸之息，在丹田之中，一出一入，必须提起精神，目光窥定，一意不散，万缘皆空，鼓动巽风，扇开炉焰，使息息皈根，方合猛熟急烹炼之神功。而炉中之意，切莫著于呼吸，只专意于元气，不过借呼吸之机，以为采取烹炼之旨也。

神蛰气海

吕祖曰：当行神住下田之功，将虚无元神，轻轻送入真人呼吸之处，蛰藏于坤炉之中。主静立极，沉之又沉，静之又静，不有不无，先存后亡，直将身心沉静到无何有之乡。此时一点真意，虚灵性光，潜藏于深渊九泉之下，伏而不动，化为无有，如龟藏蛇蛰，神气相抱，永镇下田，谓之己土一到，即入杳冥者也。后天息住，先天气接，玄关窍开，而真种产矣。

动静无偏

赵蓬莱云：清静无为之功，动静失宜，则有阴阳偏盛之患。盖动极当静，不静则阳盛而伤神。静极当动，不动则阴盛而伤气。总在戊己二土交合成圭，动静循环，而不临于一偏，则得之矣。古人云：世有性功足，而命功亏。纵能养至丹田如朗月，必不能炼至龟缩不举。世有命功足，而性功亏，纵能炼到龟缩不举，必不能养至丹田朗月生辉。惟双修无偏，性命功均，功到时至，则无阴阳偏盛之患。自然马阴藏相，而丹光生辉，丹田如皓月之印者乎。

武火妙用

郝祖太古真人曰：当武火烹炼之际，鼓动巽风，扇开炉焰，心力提起，目光射定，一意不散，万虑皆空，存相丹田气穴之中，火焰腾腾，光耀烈烈，如分金炉中一般，抽动风匣，炭燃焰生，以为采取烹炼之具，将向外发生之慧命金精，摄皈本位，直至机回气转，外肾消缩净尽。然后再烹再炼，元精尽化为元气，自有一阵天朗气清之景况，即当止住，武火之真侯也。

文火妙用

华阳禅师曰：此调外药中间用武火锻炼，元气皈宿本宫，即当止住有为之风火。再用无为之神火，时刻温养，以真意轻轻主照，若存若亡，勿今间断。安神于气穴之内，知而不守，使自然之吹嘘，绵绵不绝，念兹在兹，先存后亡，而入于混沌杳冥者也。吹嘘之气，乃后天之呼吸，引动先天之气机。神不离于气穴，自然往来无穷。行住坐卧，不离方寸之地，盖文火温养，是处常也。武火锻炼，是达变也。又曰：武火烹炼，文火沐浴，炼精化气，俱是文武二火用事者也。

种采炼养调外药天机

重阳祖师曰：入手调药补精，名曰勒阳关。有种、采、炼、养四字口诀。夫种者，凝神入气穴，使心力目光，返观内照，凝聚下田，静之又静，沉之又沉，直沉静到无何有之乡，深入寂灭场，入于混沌，忘人无我，谓之虚极静笃是也。只待混沌开基，元气发动，化为元精，冲动阳关，胀满难禁，令人恣情纵欲，此时坚持正觉，速行采炼之法。若有迟误，外药走脱，精败气耗，而静功难行，岂不悲哉。又云：主修真之士，必须先虚心实腹，方可祛病延年，长生住世，仙道岂有不成乎。

采药天机口诀

马祖丹阳问曰：所谓采者何也？祖师答曰：直待混沌开基，一阳来复，外肾兴起，活子时到此，即回光返照，神住气穴。一呼一吸之巽风，逆吹命宫之离火，扇开炉焰，而炉中之意，切莫著于呼吸，专意于元气。诀曰：要知采时之呼吸，而吸则有心，呼出无意，心力提起，目光射定，一丝不挂，万缘皆空，是用吸不用呼。而呼出乃后随之而已。或十息，或数十息，以外肾消缩净尽为止。阳物绝无动机，谓之采药皈炉，元精归还本位也。又曰：时至神知，始举即采则易伏，倘睡浓觉迟，阳壮性烈。不能强采久战，以伤其气。只凝神照定阴跷一脉，将身心放下，忘形无我，使息息归根，自吹自嘘，待旺际将衰，欲回未消之际，不过吸提三五息之顷，即将元气收回净尽，药即皈炉，即当止住采取之武火，接行半文半武之火，锻炼之法也。

炼药天机口诀

刘祖问曰：所谓炼者何也？答曰：药即皈炉，速行锻炼之法。炼药真诀是呼吸并用。神存气穴，停其自然之息，以烹以炼，升则有心，降则有意，吸谓采取，呼谓烹炼。总要悠扬条畅，切忌猛烈短促。以三十六息为度，或七十二息亦可。将丹田气机扇开，炼得丹田自吹自嘘为止。从有心，以至於无心，由有为之呼吸，以至于无为之吹嘘，元精尽化为元气。皈宿于命宫，谓之炼也。此时炼药以后之文火，要多做百十息之久，方可宴息而卧，归入混沌。若罢功太早，而真精不能尽化成气，终有走失之患者也。

文火温养口诀

王祖玉阳问曰：所谓养者何也？答曰：止住有为之呼吸，用自然之吹嘘，熏蒸温养，始而有觉有照，而无为也。虚心安神于气穴，时时以真意守之，缓缓以呼吸嘘之，似炉中火种，绵绵不绝，悠悠常存，心息相依，神气相注，不存而自守，不息而自嘘，神气皆皈静定，不知不觉，入于混沌杳冥中矣，此谓之温养。又谓之沐浴，文火是也。如此夜夜勤行，日日寂照，少年不过月余，中年不过百日，衰老不过期年，自然而然，不知不觉，无中生有，天机发动，方到呼吸，顿然倒回气海。玄关窍开，真种产出之时，接行周天火符，炼成大药，超凡而入圣矣。

清浊用火口诀

张果老曰：此一节，有清虚中来者，用吸舐撮闭之功。采药皈炉，方可行周天火符，以清道路。有从梦寝中来者，气清而神昏，用半文半武火以采之，有淫欲中而来者，此神气昏浊，纯是后天，纯用武火采炼。此清浊之妙用也。总而言之，心力目光提足，用真意吹嘘为武，有觉而无念为文。若不然，阴精锻炼不化，必然在内作怪，人生疾患，静功难行矣。

煅炼阴精以分先后天口诀

悟明子曰：盖先天元精之子时，身已向晦宴息，而寂静无为也。来自虚无杳冥之中，无天地人物，空空洞洞，虚虚灵灵，而冲动阳关，乃是元始祖气，纯是先天之英华，而无渣滓，可谓真药物。即当采取皈炉，接行周天火符，以烹以炼，结成金丹，方能超凡而入圣矣。盖后天媾精之子时，心犹牵缠根尘，自来自梦魂颠倒之中，有天地人物，而冲动外肾，为精欲交感所变之阴精，不堪为药物。必须用风火采皈，猛烹急炼，运动武火之神功，扇开炉焰，务使化而为气，方不为害。其烹炼之法，以呼吸之凡火，引动命宫之真火，再以性中之神火主之，使三火腾光，发焰于炉中。而丹田内，一呼一吸，息息往来归于乾鼎，神存气穴，目无转睛，阴精顽金，焉有不化者乎。此调药炼药之真天机，而为炼精化气之真口诀也。

文武采取烹炼妙用

宁玄子曰：文火温养，绵密不绝，而无始终。武火锻炼，战守以时，而有起止。至于巽风，又专候一阳来复之际，而有文有武之妙用。其采取用吸不用呼，乃烹炼则呼吸并用。但离火温养，必无太过之弊，妙在若存若亡之间。而橐龠亦无不足之患。切忌猛烈短粗，总要悠扬条畅。常觉其气，息息达于命蒂，方保无患也矣。

文火沐浴口诀

张三丰祖师云：天元大丹一段静功，火候之次第，文武之妙用，必须真师口授方能自用无疑。如元阳未生之时，存之以神，嘘之以息，常教绵绵不断，息息归根，乃得文火沐浴之功。谓之炉中火种，又谓之回风混合。及其阳生，以武火采之于外，复以武火炼之于内，谓之勒阳关，调外药是也。药既皈炉，化而为气，神息仍然相守相注。凝神入定于气穴之中,依灭尽定,而寂灭之。直至混沌之极,自然有来复之机。机动即调,调过再入混沌。久久行持,无论昼夜下手行功,精满气足,自有玄关窍开,真种产出,皆当文火种之丹武火炼之耳。

武火轻重采药之危

广成子曰:采药皈炉,失于武火。轻重不均,必倾危也。盖武火太轻,则呼吸浮而不能皈根,以至阴精累积腹中,停蓄不化,终有走失之患。若武火太重,则呼吸粗而不能调畅,以至外吸冷气入内,停蓄腹中,难免肚腹疼痛,大便溏泻之患。要知武火不是着意于口鼻,并不是呼吸猛烈,只是将心力提足,眸光窥定,一团真意,盘结凝聚,而不知有他,存心结想丹田之内,如分金炉火一般,鼓动巽风,即是抽动风箱,扇开橐龠,不过借后天之气机,一呼一吸,息息归根,激动先天之气机。使二气鼓荡于丹田之内。盘旋于气穴之中,自然阖辟相应。悠然橐龠自鼓,如同冲出炉焰。以烹以炼,总要以神合气,以气会神。只觉丹田内,炼得如金汁银浪,晃晃滚滚,似皓月之印,阴精复何有哉。

武火锻炼

轩辕黄帝曰:药既皈炉,仍用武火锻炼,盖采药之阖辟,重在吸。是用吸不用呼,曰呼短吸长。是吸则有心,呼出无意。其中有升中降,降中升。而炼药之阖辟,是呼吸并用,往来均停。而呼吸皆出于有心,此乃升中降,降中升,半文半武炼药是也。要知武火烹炼,全在一南一北,上下交入,而和合四象,文火沐浴,全在不即不离。中宫温养,而攒簇五行,此调外药天机,尽泄无余矣。

文火寂照

韩祖湘子曰:文火温养,是自然之吹嘘。只有凝神气穴,绵绵不绝,念兹在兹,行住坐卧,不离这个。而吹嘘自不离于丹田,此谓之文火温养。吹嘘之气,乃后天之呼吸,引动先天之气机。神不离于气穴,自然往来不穷。一呼一吸，是两个往来为阖辟，是凡夫后天之气机。阖辟者，神气往来举动之意也。

梦寐走丹

举火龙先生曰：或有沉寐之时，外阳不举，意自走泄。是何故也？此炼精时，用风火不足，熏蒸不到之故耳。此乃火候有不到之处，是断而不续，而无绵密之功。或神昏贪睡，知采而不知炼。阳精收摄不尽，知炼而不知养。是阳精熔化不完，不能尽返成气，则火寒丹冷。梦寐中多阴魔来扰，使有走泄之患。或巽风太过，而离火不足，或意住口鼻，外吸冷气入内以致肚腹疼痛，大便溏泻，皆火候不精之故也。锻炼之际，要神住于内，心忘于外，而真意总不离乎丹田、气穴之内。盖劳心则神驰而无主，劳力则气散而精耗。若心力劳碌，睡坐不安，则神气不交，而有真精欲脱之患。心火即上炎，肾水必下流。总要先放下身心，大休歇一回，定静一时。古人云：欲静其心必先安其身，然后虚心凝神于下田，当速以武火锻炼三十六息，然后凝神气穴，入于混沌杳冥之中，不然真精必外泄而不固矣。又云：虚其心，使心不动，以养其神。惜其力，使力不疲，以养其气。神得所养则凝，气得所养则聚，既神气不散，而大丹焉有不结者乎。

玄关窍开

崔希范曰：玄关透露，真种将产，贵乎知时。无中生有，真种产出，即其时也。然又不可太早，急以采之。太早则药嫩气微而不灵。亦不可太迟，太迟则药老气散而不聚。必须不老不嫩，方是采取真时。何谓老？玉洞双吹已过，阳物兴起已衰是也。何谓嫩？一吼气住，呼吸倒回元海之际是也。又云：当收心炼己，炼精化气，真种产出，即回光返照，精气于下田。然不可着相于处而用照，亦不可着内而用照。盖内着相，皆落空亡。惟知而不守，神潜太虚，方能默符化机。一念不起，万缘皆空，一灵真性，寂然不动，巍然独存，谓之收回来，须放下是也。

产真种不老不嫩天机

邱祖真人曰：先天真种，本来无相。因神气交感，混合已极。不知不觉，忽然丹田融融洽洽，周身苏绵快乐，痒生毫窍，身心无主。丹田温暖，气机渐渐流动，阳物勃然兴起，顶门有冷气吹入。而气穴之中忽然一吼，呼吸顿断，离于口鼻，倒回元海。只觉得下田之中冬冬有声，惊战移时，忽又停住不动。只觉得气息浮起，或透出鼻息，或未透出鼻息，或至喉而返。忽又吼的一声，呼吸顿然倒回气穴，不出不入，冬冬有声，惊战移时。一连三次五次，或六七次而后已。丹田空洞无际，上无覆，下无基，中含一物，此乃是药苗。气机将嫩之时，切不可动念采取，当还虚以待之。其心息如磁石之相翕，神气如虫蛰之相含。如在母腹未生之前，恍恍惚惚，我自不肯舍彼，彼自不肯离我，相亲相恋，扭结一团。不知不觉入于混沌。其中景象，似施似翕而实未见其施翕。似泻似漏，而实未至于泻漏。其妙真有，不可言语形容。此时四肢百骸，皆不能动转。无非耳能听人之语，护道之侣谨谨看守，千万莫惊入定之士。接命之时，便是伤命之处。少焉，痒生毫窍，肢体如绵。恍惚之间，心性复灵。上则呼吸复起，下则阳物复兴。丹田之气，自下往后而行肾管之根。毛际之间，其痒生快乐。所谓气满，任督自开，琼钟一扣，玉洞双吹，鼻息复出。时至气化，药产神知，这才是玄关窍开，真种产出。正是不老不嫩，身中自然之化机。顺行之际，正是逆运之时，千万不可错过。速用吸舐撮闭四字真口诀，凝神入气穴。采药归炉封闭严密，运动周天火符之玄机，转大法轮之妙用，以烹以炼，结成金丹大药。三百周天数足，而为超凡入圣之基。此精满而返到乾体，未破之时也。又云：呼吸倒回元海，蛰藏八九十息，或一二百息，方有气息冲出，此是真正火候。行到妙处，若不得火符之玄机，调药之口诀万万不能也。

产真种次第天机

李太虚云：玄关窍开，快乐之景，有一连开二、三十次而后止，有一连开一、二十日而后止。久暂原自不同，人之神气，皆日主动，夜主静。气至神知，运一周天真气愈炼愈旺，气动机愈勤，日夜并进，时刻不懈。一日行过三五周天，以至十余周天。则功将彻昼夜而无休歇。渐渐觉得精尽化成气，其动机日日减少。昼夜之间，又渐渐退至三五周天，觉得气机随动随消，不能充满玉茎，阳兴即衰，随消随采，运行周天。万不可神离下田，走泄神气，三宝分离而无用矣。谨慎行持，功勤效速，而炼精化气，做出真景实验也。玄窍开一次，行周天火符一次，谓之颠倒阴阳，三百六十息。久久马阴藏相，火足药灵，龟头缩回，周天数足，而阳光三现，接行七日采大药之功矣。

采真种天机口诀

刘海蟾祖师曰：此时采真种，小药以皈炉。有吸舐撮闭之妙焉。吸者鼻中吸气，以接先天也；舐者舌舐上腭，以迎甘露也；撮者紧撮谷道，内中上提也；闭者塞兑垂廉，回光返照，紧闭六门。下不闭住，则火不聚，而金不升。上不闭住三关，则神外驰，而药不凝，除去撮字，余皆并行。而撮字用在气机将回之时，神返身中，除却杂念，气自回矣。

封固口诀天机

伍冲虚真人曰：药既皈炉，须用真意封固。停息以伏神气，即是运周天子时之头。故曰：子时有沐浴之候，即此也。封固者，闭塞耳目口三关，有凝神聚气温养之义也。停息者，非闭息也，是不行采药鼓嘘之法，将神气随呼入，俱伏于气穴，略停一息之倾，盘旋于丹田之上。待息起，随呼出，接吸之际，以神驭气，由督脉后升并行，用真意率领元气，自坤腹逆上乾鼎，则小周天，进阳气为采取，即是周天子时之第一息。用在六阳时，周天火符，自此而运起。以呼出为沐浴，文火者是也。六阳时数足,午退阴符。然而首中先天气机,用真意率领元气,从昆仑呼入,由任脉降下坤炉,为烹炼。用在六阴时。正是乾鼎之元气,随真意由上腭,下重楼,降于气穴之内。吸入为沐浴,文火者是也。

卯酉沐浴天机口诀

萤蟾子曰:安排鼎灶炼玄根,进退须明卯酉门,旦暮寅申知火候,沐浴分胎卯酉门。沐浴者,乃是炼丹之正功。卯酉门者,是沐浴之位也,夹脊黄庭也。盖沐浴是成仙作佛最紧要、最玄妙之功。沐浴是还虚入定,休息无为之功也。沐浴之中,而有进退之理,可不用升降之功。璇玑一时停轮,盖金丹未结以前,非沐浴不能凝珠呈象。而仙胎既结以后,非沐浴不能出神入化,沐浴为炼丹之总括妙用。沐浴者何也?进阳火后升之沐浴,神住夹脊为卯时,默记吸数三十六,谓卯时足矣。退阴符前降之沐浴,神住黄庭为酉时,默记呼数二十四,谓酉时过矣。沐浴皆是有觉而无念也,寂然不动,而先为也。古云:谓大休歇一场,文火温养之义也。虽无为而不昏沉,虽有数而不勉强。沐浴以毕,神意率领元气,如此进阳火,退阴符,必须行满周天数足。源头清楚,元气方保无有走脱之患。进火退符,卯酉沐浴,周天恍惚,金丹终有走失之患。修真之士,须要小心心谨慎,方免危险之弊。沐浴潜藏总是空,此沐浴真空之实景也。又云:周天火符三百六十息,息息皆有沐浴。后升之时,呼出为沐浴。前降之时,吸入为沐浴。乃是凡夫后天之呼吸,皆是自然之理,何必勉强哉。沐浴天机,泄尽无余矣。

大成捷要,性命双修,心印口诀,天机密文

阳火阴符天机口诀

寂无禅师曰:药即封固,即当速运周天法轮。子时进阳火后升,至

巳时止；午时退阴符前降，至亥时止。进阳火中间，有卯时沐浴；退阴符中间，有酉时沐浴。所谓有妙用者何也？盖自子至巳，用在神住下田，呼文而吸武；自午至亥，用在神住上田，呼武而吸文。卯时沐浴之妙用，用在神住夹脊，呼吸无心，默记三十六吸；酉时之沐浴，用在神住黄庭，呼吸无意，默记呼数二十四。是卯酉二时，息运无为之文火，而心定有觉有照，而无为也。此阳火阴符沐浴之位也。筑基之功，非此火符别无漏尽之术，而马阴不能藏相者也。

采小药天机口诀

圆通禅师曰：前言炼精化气之实验，玄关窍开，而真种产出。上则呼吸复起，下则冲动阳关，玉洞双吹，时至神知，即用吸舐撮闭口诀，采小药真种以皈坤炉，详未发明透彻。今言先天真一之气已动，且不可出静，速凝神气穴，目光照定，心力提足，一意不散，万虑俱宁，用吸字往上提，用舐字舌舐上腭，用撮字紧撮谷道，用闭字闭住三关，耳目口是也。神返身中，目光窥定气穴玄关一窍，用吸不用呼，呼乃后随之而已，吸吸归入乾顶。采小药以归坤炉，只可后升，不可前降。此乃采真种之真口诀。直待外肾消缩净尽，须用真意封固严密，接行周天火符之玄机，进阳火退阴符，以烹以炼，结成大药，服食过关，超凡而入圣矣。

元神领元气升降口诀

张虚静云：子进阳火，用真意封固以毕，元神领元气，存想一轮红日，由督脉而升，自坤腹移上乾首。当升之时，千万不可降，只等二百一十六吸数足。午退降符，元神领元气，存想一轮皓月，由任脉自乾顶降下坤炉。当降之时，万不可升，只待一百四十四呼数足。古曰：颠倒阴阳三百六十息，小周天火候满足，复入混沌，文火温养，寂照下田不动，依灭尽定而寂灭之，只等玄窍开、真种产，而复行周天法轮。真气发动，全凭真意之主宰、呼吸之催逼，方能结丹而超凡矣。

真意散乱危险详说

抱朴子曰:火符之义而利弊,不可不知也。一在念不可起,念起则火炎;一在意不可散,意散则火冷;一在目不可外视,外视则神驰而伤魂;一在耳不可外听,外听则精散而伤魄;一在呼吸不可骤,骤则散漫无归;一在呼吸不可停,停则断续无力。忽断忽续、或燥或寒各种弊端为害,若不小心谨防危险,万无一成。然念起不必是外驰,就起阳火中,稍有妄想,便为念起;意散不必是神昏,就起火时稍不经心,便为意散;外视非邪视也,而时闭时睁,便伤其魂;外听非乱听也,而知风知雨,便伤其魄;骤非躁暴之骤,心欲速成,便是揠苗助长;停非留住之停,意欲坐获,便是待兔守株。欲除此数弊,法在运炼周天时,振其精神,奋其志气,一念不起,一意不散,内不知有我,外不知有物,主敬存诚,一志凝神,使一灵性光,率领元气,循行任督,无勤无惰,毋忘毋助,进阳火,如赤日之后升。退阴符,似皓月之前降,随息上升下降,历历如见,不粘不脱,不即不离,不缓不急,不有不无,安安闲闲,绵绵密密,空空洞洞,悠悠荡荡,速无躐等之弊,缓无停滞之患,刚柔得中,神气合一,上下一贯,前后同轨,我只一念皈乎中道而行,自然恰好,至当无过不及,而无泛澜流窜、停留濡滞之弊也。

炼药气荡气滞之危险

觉真子曰:炼药时不失于气荡,即失于气滞。盖气荡之失,或因心生懈怠,或因神运太速,以致真气泛滥无羁,而不能由中道以升降,难免流窜经络之患。抑气滞之失,皆因用心过执,元神迟钝,真气停留。既不能运行自如,怎得冲和调畅?故不免壅塞濡滞之患。周天度数,失于太过不及,必倾危也。太过则有迫炉而出之患,不及难免龟身不缩之疚。法在参明内外三事,次第并至。第一事,火符无差,除无火无候外,要恰恰运满三百周天之数;第二事,马阴藏相,龟身缩入腹里,绝无举动，再无生精之理，而真气只觉在阴跷脉中，有时一动二动，但萌于内，而不能达于外；第三事，阳光二理，掣电于两眉之间，此正是止火之候，不然休想成道。修真之士，谨慎小心，参明透彻三事口诀，方能超凡入圣而无虑险哉。

周天文武之妙用

李虚庵云：小周天法轮，有文武之妙未言。当六阳后升之时，呼出为文；当六阴前降之时，吸入为文；子午卯酉，四正时之沐浴亦为文。言真意寂照于下田、上田、夹脊、黄庭之间，安心养性，还虚休息而无为也。所谓武者，当阳火后升之时，吸进为武；当阴符前降之时，呼退为武。一志凝神，一念不起，一意不散，元神领元气，运行于前任、后督之间，而有作有为也。遂曰：有作而火不燥，有为而息无象，方合天道自然之玄机。古云：人心若与天心合，坎中真铅出世来，正谓此也。

小周天度数天机口诀

钟离祖师曰：进阳火，退阴符，是后天之呼吸，引动先天之气机。封固以毕，第一吸进阳火，子升三十六吸为一时，丑、寅二时再行七十二吸，一时三十六，共三时，一连行一百零八吸。到卯时沐浴，神住夹脊，默记吸数三十六，有觉有照而无为也，谓之大休息一回。数足三十六后，再行辰、巳二时七十二吸。共五阳时，一百八十吸，卯时不算，沐浴若在其数，六阳时共二百一十六吸。古曰：乾用九，四策四揲之数，皆是呼吸之体也。总曰：四九三十六吸，积得阳爻二百一十六吸，曰后弦长。进阳火神住下田，退阴符神住上田，午降二十四呼，为一时。未、申二时，再行四十八呼，一连行三时，共七十二呼。到酉时沐浴，神住黄庭，默记呼数二十四，亦谓之休歇一场，亦是有觉有照，而无念也。默记数足二十四呼，再行戌亥二时，四十八呼。五阴时，得一百二十呼，沐浴不在其数，酉时算上，六阴时共一百四十四呼。古曰：坤用六，亦四揲四策之数，亦是呼吸之用也。总曰：四六二十四呼，合得阴爻一百四十四呼，曰前弦短。周天合度三百六十数，乃乾九坤六，乾旋无差误者，仙道乃成。差之毫发，失之千里。沐浴谨防危险。我自一丝不挂，万缘皆空，有何难哉。万古不泄之天机，吾今演出周天之度数、炼药之秘诀，渡尽群生，以满心愿。若后世士学人，知之不可轻而言也。张紫阳祖师何以三遭天谴乎。又云：非此火符，别无结丹之理，而火珠不能现形，再无入圣之天机。修真之士，阅尽丹经千万篇，自古火符无人传，所以火符至尊至贵，为口口相传，心心相印，万古不敢轻泄之，秘密天机，知之者可不慎哉？

真阳发生天机

达摩祖师曰：玄关窍开，真种产出，封固沐浴，进火退符，三百六十周天数足，不使进退之间，必有太过不及之患。吕祖还丹三次未成，邱祖还丹四次皆败，火候细微。若有运炼不到之处，丹必出炉走失，而前功废矣。以至马阴藏相，阳关一闭，火足药灵，龟头缩回，丹放毫光，言小周天火足丹熟，当知止火之候。要知大有危险在焉。盖火未足而止火，则大药不生；火已过而止火，则真气不聚，必倾危也。龟头缩入腹里，不得认为火足；纵有外光发现，必非大药之苗也，多属妄想而发，火候未足。若真能马阴藏相，龟头缩回，丹放毫光如云中掣电，虚室生白之状，初发现于眉前，久则自下田上达于目，光明闪烁，即阳光一现之景到也。掣电两眉之间，阳光一现。火候未足，淫根未缩，凡遇阳生，即当采炼一周，以至采炼多番，周而复周，静而复静，务期圆满三百周天之限数而后已。直炼至龟缩不举。阳光二现，静定之中，忽觉坤田之内丹光上涌，外达于目而生辉，直将二目催开，光耀闪烁，一连二三次而后已。或丹光涌出，明如金钱，赤如火珠，从大眼角流出，累累成珠，一连二三颗，滚滚下滴，落在身上似觉有声。到此阳光二现之时，只要龟头不举，纵有生机，亦不外驰于肾管，而生机只内动于气根。故气机内萌动，或一动或二动亦或时有，万不可复行周天之火，速宜入定，含光静养，凝神默守，只等阳光三现。景到时至，接行七日采大药之功，方能登仙级而上大罗也。

阳光三现天机

华阳禅师曰：阳光二现，火足止火，虽不行周天升降之火，时刻不可须臾离火，常常温养，刻刻凝照，以待阳光三现。或隔一日，或在对时，而丹光仍同前呈现，自丹田涌出，上丽于目，掣电于两眉之间，一连二三次而后已，谓之大药产生之时，正是西南路上月华明。阳光四现即速止火。若不知止火，阳光四现则大药走失，而前功废矣，真可悲哉。修真之士，须要小心谨慎，到此三现，即当止火，速行采大药之功，方保无失矣。

神气皈根口诀

力默子曰：要知采大药之际，神不皈入大定，则丹不结。息不蛰藏于元海气穴，则珠不现，心息俱要蛰藏于丹田之内，纵息有时出，而心则无时离，一连七日，不分昼夜，心力眸光，守定气穴，直守至后天呼吸之气，蛰藏元海，隐伏不动，则先天真一之气，自然凝结成丹，状如火珠，大如弹子，产于坤炉之中矣。盖采药之旨，总要二目阳光，窥定玄关一窍，瞬息不离，一连七日直使神凝大定，而真气自凝，金丹自结矣。

止火口诀

乾阳子曰：不知止火之候，亦不知采大药之景，故曰：万无一成。吾今怜悯后学，传出止火之候。正在龟缩不举、阳光二现之时。传出采大药之诀，正在月华明净、阳光三现之际，不待景初至，而即止火，以失之速；亦不待景四至，而后止火，以失之迟。不速不迟之间，二现止火，三现采药，断无有不得龙虎大丹者也。此万古不泄之天机，有缘得遇者，可不珍之、秘之哉。

采大药天机真诀

尹喜真人曰:行采大药之功,初采以真意睟光,凝聚丹田,玄关窍开之处,轻轻寂照,绵绵看守,过三日方可加意采取,心力要提足,目光要窥定。其呼吸之气,任呼吸自运,不可着意于呼吸。单候呼吸一住,而大药即产,呼吸不住,则大药不生。除一日二日三日之前,守之速而不能得丹;于五六日之间,守之迟,亦不能得丹。前三日不有不无,若存若亡,轻轻寂照;后三四日,瞬息不离,如猫捕鼠,似龙养珠,一念不起,一意不散,而六根震动之景,而呈现也。所谓六根者,耳、目、鼻、舌、身、意是也。必须先将六根斩断,然后方得震动之景。真意睟光,专视谨守下田气穴之上,必须紧闭六根,使六根不漏,以聚大药之生机也。

六根不漏天机口诀

太乙真人曰:所谓紧闭六根者何也?下用木座抵住谷道,所以身根不漏;上用鼻夹牢封鼻窍,所以鼻根不漏;凝耳韵切莫外听,所以耳根不漏;唇齿相合,舌舐上腭,所以舌根不漏;塞兑垂帘,回光返照,寂然不动,目不外视,所以眼根不漏;一念不生,一意不散,六欲不起,六尘不染,所以意根不漏。既能紧闭六根,大药焉能有不生之理?神气不漏,命根必然固矣。

六根震动天机

冲虚真人曰:六根不漏,自然有六根震动之景,次第呈现,将见以神主乎气,以气育乎神,直养至神气大定真皈,混为一体,结成金丹大药,自然丹田如火热、两肾如汤煎、眼内吐金光、耳后若风生、脑中鹫鸣,以及身涌肢战、鼻搐之类,皆是震动之景呈现。以后真意以定,而真息即住,大药即产。盖此以上七段功夫,入圣天机,教外别传。吾今演出千佛秘藏口诀,后士不敢妄泄于非人也。

大药产生天机真诀

太上曰：盖大药发生之时，带气穴之内，有惊战旋动情状，或一日二日不等。忽然觉得丹田气穴之内，有一动二动之机，微带疼痛之意，直待动过数次以后，渐渐觉得丹田之中现出一物，游行旋转于脐间，大如弹子，热如火珠。再寂再照，再静再定，且静至空定衡极，神藏气蛰之余，自抖然呈现，滚滚转转，上冲心位，而心位不贮。下趋阳关，阳关闭而不开，滚转谷道，谷道有木座抵住，即隐藏气穴，伏而不动。若用意勾引，便入导引之旁门；若不用意勾引，又违相随之理，此两失之矣。应不前不后，毋忘毋助，若存若亡，只等大药动而后引，不可引而后动，以待动过三次，真意大药相依而同行，方能透三关过九窍，入泥丸落于黄庭。故曰：服食。此五龙捧圣之天机也。

走丹岐路天机

汉张良曰：大药呈现动于气穴，须知气穴之下尾闾地界有四通岐路：上通心位，下通谷道，前通阳关，后通尾闾。其尾闾一关，天生七窍：正中间有上、中、下三窍，是黄道督脉正路；左右四窍，是赤道督脉岐路，皆髓实呼吸不通。谷道一窍，虚而且通，乃是气、液通行之热路。尾闾与谷道一实一虚，名曰下鹊桥。尾闾关、夹脊关、玉枕关与夫鼻上印堂，皆髓实填塞，而呼吸不通。鼻下二窍，虚而且通，乃呼吸往来之常路。印堂与鼻窍，一实一虚，名曰上鹊桥。盖上、下鹊桥皆能走泄真气，须要小心谨防危险之道，故曰：下用木座，上用鼻夹，一意不散，万缘皆空，有何难哉。

危险详说口诀

紫阳真人曰：要知百日采炼、七日过关，正多危险。药产有时，玄关窍开，即其时也。不知其时，当面错过，是失时之危险；采药有候，玉洞双吹，即其候也。不知其候，则不得真种，是候过之危险；后升前降，分赤黄二道，督脉正中，即是黄道，两旁即赤道。倘茫然恍惚，不见其循由，是周天升降之危险。进火不知坤炉，坤炉为起火之处，乾鼎为止火之地，是进火之危险；退符不知从上田起，至下田止，是退符之危险；关窍开通不真，真气已聚而复散，升降不由黄道，上下流窜于周身，是过关之危险；三关已过，而危险在上鹊桥渡矣。而服食以后，归入黄庭，接行七日大蛰之功。若不小心谨守，妄自出静，神驰于外，大丹即泄于此。步步向前，俱有许多危险在焉；以至乳哺三年以后，方能免失危险矣。

大药过关天机妙诀

纯阳吕祖曰：当大药过关之际，金丹在气穴，复动三次，当用真意引圣胎，自尾闾穴上升，如蛆行，似火熏，又似热气盘旋，自腰而起，拥上夹脊。此时要想夹脊，有红、黑二气，分拥丹走。自然火龙护右，水龙护左。慎勿开关，竖起脊骨，默守圣胎，直待热甚气壮，渐次开夹脊，放气过去，一意想就，水龙护左、火龙护右，青龙、白龙、黄龙拥丹上行，以意引过，直抵玉枕，仍仰面脑后，掩闭玉枕上关，默守玄珠，慎勿开关，待热极气壮，忽然开关，以意引入脑宫，以补泥丸髓海，以意守之，名曰三华聚顶。略停一息之倾，只觉口中甘露下降，状如雀卵，颗颗降下，似糖蜜累累下滴。鼻窍关，须要谨慎，随觉随咽，过重楼一意送入黄庭。待大药降完，接行卯酉周天一遍，然后行七日蛰藏之功，死而复生。自此以后，不行采炼小周天之法轮，亦不行进火退符，七日采大药之玄机，当行玉液、金液还丹、卯酉周天、左升右降、十月养胎之功矣。

七日混沌天机

薛道光祖师云：大药过关，服食以后，谓之大河车。又曰：五龙捧圣。服丹以后，必须先行卯酉周天一遍，团聚大药，然后主静立极，行七日大蛰之功，深入寂灭，大休歇一回，混沌七日，轻轻寂照，绵绵若存，不即不离，文火沐浴，忘形无我，外不知有身，内不知有心，时刻不可有一毫之杂念，守中抱一，直至死而复生，如睡醒初觉，换过后天卦爻，露出先天根苗。此时非用侣伴调水火，安能保其全哉。

过关不真危险天机

李虚白云：过关不真，服食模糊，则有真气散漫，元神无依之患。盖真正过关服食真功，而中宫必有胎息，异常闻见，静定之中，而任督二脉必有化景。或督脉化为天梯，或任脉化为宝塔，或中宫化为丹炉，或中下二田化为虚空大界，别有天地，非同人间。即一日之间有数十种变幻，奇见奇闻等等不一。此乃真过关，服食之真景实验也。若过关杳茫，服食恍惚，而中宫必无胎息真觉。任督二脉必无化景，中下二田必无天地、虚空大界之景象，势必寂然无所闻、茫然无所见。是真气散漫，元神无依，岂不危哉乎。诀曰：运炼周天时，速而不荡，缓而不滞，后升前降，协宜关窍，开通真切，有何危险哉？

甘露下降用火天机危险

曹还阳曰：盖真能过关者，当服食之际，金丹从上田降落，口中自然觉得圆陀陀、光灼灼、浑然一团，聚在舌上。此际切记耳目口三关闭塞，勿要发通，静候还丹入口。随觉随咽，送下重楼，皈宿中宫，接行卯酉周天一遍。即凝神入定，静养七日，深入混沌，而圣胎方能凝胞。若丹入中宫，不急凝神入定，以行结胎之火，则胎息无主而不灵，后虽入定行火，终不得号为灵胎。或入定而定人多驰，则时离时合，难得十月果满。历十月而果不满，必为幻胎，而阳神不就。故曰：未炼还丹先炼己，炼己纯熟而后还丹，则心死神活也。盖养胎之际，总要无乍离乍合之患。初百日，总要神气混一而不离，离而复续，则火不成火，而胎不成胎矣。中百日，神气要全归大定，以不息为息、不火为火，方为真息、真火。倘犹知有息，而不能定，犹知有火而有觉为行，是未入虚无，寂灭火大定之境，难免幻胎之弊也；或守胎息而着于守，生守之之妄想，不行火而全然不行，则失行火之真理，是只静不动，只空不色，而落于小成之果矣。末百日，行灭尽定极之功，无出神之景，不得起出神之念，又不许心着闻见，离定而出静。不然纵十月辛勤，亦只成尸解小果。而欲脱胎神化、飞升冲举，不亦难哉？

大药到顶实验天机

正阳祖师曰：五龙捧圣、大药过关，若气壮之人，一撞三关即过，升至泥丸。气弱之人，必须三次方到顶门。三关已过，升至泥丸，而九阳之气，到了九天之上，其头有颠鸾之状，其身似麻酥之样，如凭虚御风，快乐无边，满面如蛛走蚁行，痒痒欲搔，散之印堂，次利鼻柱眼眶，两颧两腮，牙关口中，津液充满，咽纳不尽。此时口合懒开，身沉懒动，入于混沌，化为无有，并不知身在何处，自然息住脉停，真气充满，而不思食。初一月，息脉不住，则谷不绝，即能减食；三月而谷自辟；四月以后，永绝烟火，乃真不食，故曰：气满不思食。至此谷不绝，而阴气难消，阴气不消，则阳不纯，而犹思食，犹是有生死的凡夫，无定力也，不得谓之气满。直至寂照功勤，自然到神满不思睡，气足不思食。功夫至此，心无生灭，常寂常照，息无出入、不来不往，只觉有一团祥光，在不有不无之中，此乃凝胞之象，如在母腹相似，虽有鸣锣响鼓，并不知耳。此时正要侣伴护持，过三七日，理宜唤醒；若不唤醒，恐元神于静中出舍，坠入轮回。须从阴跷穴点之，阴跷穴即气穴也。或轻轻拍背，呼其名字，方能复生。功夫到此，而印堂自有月光举明，只用死心守中抱一，此光自然举明两眉中间，似电光闪烁，此时身命自坚矣。从此元气不能走泄，方能在世长年。百日筑基，周天玄妙万古不泄之天机，吾今演出，千佛秘藏之口诀，尽皆泄矣。若得明师批示、至人口授，方能超凡入圣，而登大罗天仙矣。

天朗气清金鸡鸣,吾今服药欲长生。

吾今不饥复不渴,赖得神仙药有灵。

铅汞鼎中居,炼成无价珠。

都来两个字,了尽万家书。

此是元皇诀,度尽世上迷。

回风混合百日灵功口诀

心印经曰:回风者,回旋其呼吸,气之喻也。混合者,因元神在心,元气在肾,本相隔远,及气生而驰外,神虽有知,而不能用者,无混合之法也。故此经,示人用呼吸之气,而回旋之。方得神气归根复命,而混合之,方得神宰于气而合一。倘无回风之妙用,则神虽在宰气,亦未知气曾受宰否。此为炼金丹至密之至要者。若用至于百日二之工,则灵验已显,气已足而可定,神已习定,久而可定,故小周天回风法之火,所当止也。自此以下,皆言小周天火足当止。

又曰:不刻时中分子午,无爻卦内定乾坤。

《胎息经》注

胎从伏气中结,

脐下三寸为气海,亦为下丹田,亦为玄牝,世人多以口鼻为玄牝,非也。口鼻即玄牝出入之门。盖玄者,水也。牝者,母也。世人以阴阳气相感,结于水母。三月胎结,十月形体具,而能生人。修道者,常伏其气于脐下,守其神于身内。神气相合,而生玄胎。玄胎既结,乃自生身,即为内丹不死之道也。

气从有胎中息。

神为气子，气为神母，神气相逐，如形与影。胎母既结，即神子自息，即无气不散。

气入身来为之生，神去离形为之死

西升经云：身者神之舍，神者身之主也。主人安静神即居之，主人躁动神即去之也。神去气散，安可得生；是以人耳目手足皆不能自运，必假神以御之。学道养生之人，常拘其神，以为神主，主既不去，宅岂崩坏耶。

知神气可以长生，固守虚无以养神气

道经云：我命在我，不在天地。天地所患，人不能知。至道能知，而不能行。知者，但能虚心绝虑，保气养精，不为外境爱欲所牵，恬淡以养神气，即长生之道毕矣。

神行即气行，神住即气住。

所谓意是气马，行止相随。欲使元气不离玄牝，即先拘守至神。神不离身，气亦不散，自然内实不饥、不渴也。

若欲长生，神气相注。

相注者，即是神气不相离。玄纲云：缁铢阳气不灭，不为鬼，纤毫阴气不尽，不为仙。元气即阳气，食气即阴气也。常灭食节欲，使元气内运，元气若壮则阴气自消，阳壮阴衰则百病不作。神安体悦可觊长生矣。

心不动念，无来无去，不出不入，自然常住。

神之与气，在母腹中，本是一体之物。及生下，为外境爱欲所牵。

未尝一息暂归于本人。知此道，常泯绝情念，勿使神之出入去来，能不忘久而习之，神自住矣。

勤而行之，是真道路。

修真之道，备尽于斯，然圣人言，不可妄求。凡胎息，用功后，关节开通，毛发疏畅，即但鼻中微微引气相从，四肢百毛孔中出，往而不返也。后气续到，但引之而不吐也。切切于徐徐。虽云：引而不吐，所引亦不入于喉中，微微而散，如此内气，亦下流散矣。

胎息铭

三十六咽，一咽为先。吐唯细细，纳唯绵绵。坐卧亦尔，行立坦然。戒于喧杂，忌以腥膻。假名胎息，实曰内丹。非只治病，决定延年。久久行之，名列上仙。

看花容易绣花难，绣到难时莫惮烦，处世为人多缺陷，千魔无改成佛仙，

百折不回作圣贤，争名夺利少周全，直待空中云雾散，扬眉吐气见青天。

欲整锋芒敢惮劳，冷晨开匣玉龙泉。手中气概冰三尺，石上精神蛇一条。

奸血暗随流水尽，凶顽今逐渍痕消。削平浮世不平事，与尔相将上九霄。

赠剑仙二首

三青剑术妙通灵，剪怪诛妖没影形，白雪满天浮太白，青龙离地走

空青，飞腾万里穷东极，化作长虹下北溟，出入纵横无阻碍，归来依旧守黄庭。

剑术如君妙入微，手操神技碧空飞，春秋二气兼生杀，龙虎两条并德威，斩尽魔光乐清净，醉来酒气立崔鬼，驱电主电无多日，天上虚皇诏汝归。

大成捷要，性命双修，心印口诀，天机密文

十月养胎

次节，炼气化神功夫，名曰中成养胎。

魏伯阳曰：养胎之时，须幽栖静馆，闭户潜修，远离鸡犬妇女，避秽物触犯。勿令左右有声。养胎之功，当以元神为胎仙之骨。以大药为胎仙之肉。以元神为大药之主人。以大药为元神宅舍。若有元神主照，而无大药服食，纵能入定出神，而不能脱胎现象。若得大药服食，而无元神主照，虽能通关透窍，势必旋得而旋失。惟是大药服食以后，总以元神为大药之主，总以大药为元神之依皈。相与混合而不离，必须先把耳目口鼻，四肢百骸，尽归于虚。如未曾托生一样，无有祗凭。一点虚灵性光，安居于丹田中宫之内。以温以养，若存若亡，不有不无，常寂常照，炯炯不昧，巍然独存。古云：火候无为合自然，自然真火养胎仙。心无妄想，久而守中抱一，自然阳气日日发生，运行于正路，点化神中之阴，阴神自然渐渐消灭，而念虑不起，使阳神愈旺而愈明，以至昏睡全无，而能长生住世者也。

安神祖窍用气口诀

许旌阳真君曰：十月养胎之密旨，总以安元神于祖窍之内，杳杳冥

冥还乎太虚，若存若亡，不有不无，文火以养之。调和得中，而无燥寒之患。若失之于燥，则有火焚禅坐之危险。而阳神无皈依，全在有觉无念之间。盖有念则火爆，无觉则火寒，火寒则有鼻垂玉柱之危，而坐化尸解。总以真意不散，含光默默，真息绵绵，寂寂惺惺，神光普照，此十月养胎之真火候也。药物调停，悟之甚易。火候消息，行之最难。古人云：真意往来无间断，知而不守是功夫。要知结丹在气穴，养胎在黄庭，居一身之正中。黄庭虚无之灵窟，此结丹在下田，而不能移炉换鼎，迁入中田，将来必出阴神，而为鬼仙矣。

蛰藏七日阴跷复生天机

沧海老人曰：五龙捧圣，大药过关，甘露下降。服食以后，当行七日大蛰之动。外想不入，内想不出，于正念中只知有元神轻轻寂照，绝不知有呼吸绵绵往来，方合不有不无之文火温养也。养胎之机，非元神常常主照，则元气不能日日发生，若真能神蛰气藏，深之混沌，大蛰七日，如气绝身死一般。七日之外，方有来复之机，玉液依旧复生。名曰：七返九还。七日之外，仍然不醒，可以用钟磬在耳边击鸣，再用手掌缓缓揉拍其背，呼其名字，或从阴跷穴点之，自然还阳。此时不可出静，恐火冷丹力迟也。阴跷穴，即命门，气穴是也。七日之外，若不唤醒，恐元神静中出舍，坠于六道轮回。世人以为坐化尸解，岂不知非也，而前功废矣。

金液还丹天机口诀

三茅真人曰：养胎以入定为主。若静定日久，自然觉得坎中一点热气，上冲心位。当用真意引过尾闾，由夹脊透玉枕。入泥丸，如有物触脑。自上腭颗颗下降口中，状如雀卵，味似阳酥，化为金液，沥沥如淋水之状，香似醍醐，味似甘露。速当以意迎之，徐徐咽下重楼，以目送之，于炉鼎之内，畅于四肢，美在其中矣。一连九日，咽纳不绝。如此一回，即行卯酉周天以收之。收取净尽,速以凝静入定,静养寂灭,此是小坎离交媾之妙也。

玉液还丹天机口诀

张三丰祖师曰:自此以后,渐渐又入于大定。有时日月停轮,璇玑不行。每到杳冥混沌之极,天机自动。坤宫忽然如雷震之声,腹中如裂帛之状,真气上冲,周流六虚,飞上泥丸,月窟生风,眉涌圆光,化为玉液,降在口中。如冰片之香,似薄荷之凉。随觉随咽,沥沥降下重楼,当用真意,送入中宫。如此七日,咽纳不尽。运卯酉周天以收之。待玉液降完,即凝神入定,守中抱一。金液玉露还丹之景,皆从静极,无心中而动,千万不可当面错过。此大坎离交媾之妙也。

卯酉周天口诀

钟离祖师曰:一点金液玉露,自上田落于黄庭,急行卯酉周天以收之。须用真意睟光,从坤脐至乾顶,左升右降,四九三十六而定。再右升左降,四六二十四而定。此卯酉周天之度数。日月之升降,收尽真阳,战退群阴,名曰:收内药以固胎圆。大周天火符数足,日月停轮,自然现出一粒玄珠,而超脱也。又云:金液玉露,日日后升前降,每次降讫,当行一遍,卯酉周天以收之。还丹以毕,自然息住脉停,而现出日月合璧之景也,此乃是丹放毫光,化出真景之实验也。

日月合璧天机口诀

紫阳真人曰:还丹以后,皈入中宫温养圣胎。久久薰蒸,若坐至静定之极,不醒人事,气息全无,六脉皆住。大定之中,只觉得有风从天降下,灌入泥丸,两目之中,径透通身,百节齐开,骨节如断,心冷如冰,丹田似火,切忽恐怖。只用凝神入定,此时金木交合之际。三宫气满,二气俱足,神气大定,恍如醉梦。万火万水,千颗电鸣,万道霞光,只死心凝神入定。久之定极,真铅之气,化为一轮明月之象。真汞之气,化为一轮红色日之形。此乃铅汞相投。静定之中,忽见一轮明月,缭绕不定,现于目前,须用真意留而待之。静定不久,不过三五息之间,又觉有日光发现,来与月光相合。日月交光之中,合发金花二朵,状如仙丹,金红赤色,五瓣分明,此乃是三花结成胎息。名曰:玉蕊金花。得见此景,当着实牢把念头,此日光与月光,伴归一处,悬于印堂之上。即当运动真意,凝聚收敛而蛰藏,即以鼻吸入丹田虚危穴,自然后升前降,皈入中宫。与仙胎混而为一,急行卯酉周天,左升右降,右升左降,用采取之功以收之。仍须静定,深入寂灭,还于太虚,使丹光在印堂,昼夜常明。名曰:圣日圣月,照耀金庭者是也。

真火炼形天机

张三丰祖师曰:日月合璧以后,有一大难。大定之中,忽觉右脚底下,涌泉穴内,如冰冷之疼痛上来穿腿过膝,痛至两肾中间,过三日方止。名曰:芒芽穿膝。直待痛极,透过玄窍过夹脊至泥丸,即将印堂一轮红日,吸入中宫,降下丹田,以意送至疼痛之处,用目光一绕,则红光一结,似火珠之形,直尾闾穴倒转上升,我再发三昧真火以攻之。此时浑身骨节,如炒豆之声,爆开响炸不绝,骨肉火热刀割相似。十分好汉,到此无一分主张。再发再攻,三攻以后,三百六十骨节之神气,一直冲上泥丸,头中霹雳一声,顶门开也。此时如鹰捉兔,如猫捕鼠,铅龙汞虎死抱不放,头如石块之硬,腹如炉火之热,不可言状。浑身血气,都会说话,就在身上闹成一堆。忽然甘露下降,即用一点神火,攒簇于交感之中宫,乃是金液玉液,结成黍米玄珠。降下黄庭之际,到此内观五脏六腑,历历如烛照,只觉烧得通天彻地,都显红光。充塞流注,而变为纯阳之躯矣。此时一身无主,切记不可心生恐怖,此乃阴神不肯受真阳降伏,化为诸色境界,害我向道之心。只有死心不动,深入大定,万魔自退。急在眉间,存想黑球一吼其大如拳,觉得冷气逼人。即当以意吸入中宫,自然似甘露滴心,得其清凉自在;此正是十月结胎,得药之景也。

须要留心记着。某月某日,得玄珠大药,是为男子怀胎矣。下大功须是守中抱一,入定百日,处于静室。外无气着,内无气思,虚空同体,守定一灵性光。凝聚中下二田,昼夜不离,化为一个虚空大界,行五七日,自然心定气和。大开关,功夫到此矣。

珠落黄庭天机

兰祖云:金液玉露还丹以后,日月停轮,璇玑不行,铅尽汞干。而乾顶之中,金精贯顶,银浪冲天,聚火载金,猛烹急炼。霎时间龙虎交战,金炉火散,黄芽遍地,自然出现一粒黍米玄珠。存养久之,渐渐长大,色如丹桔,必须借内外真火,催落黄庭,降下土釜之中。动机由此而定,幻化由此而安。百千万亿浩劫,皆有此一粒元始宝珠,而能超脱也。宝珠者何也?龙吟虎啸,阴恋阳魂,阳抱阴魄,合一于上田,铅精汞髓,凝结如丹桔。此时乾鼎之中玄珠成现,矿去金存。外借太阳神火,内聚三昧真火,内外夹攻,而一点金液,复落黄庭旧处。见此实效,当行卯酉周天以收之。收讫,即凝神入定,而为胎息凝抱之始也。厥后渐生渐大,其色渐明渐赫,惟定之一机。机由我立,化由机生,一机万化,玄珠而为变象之祖也。此玄珠似乎在外,闭目却分明。似乎在内,开目极清白。真有不内不外者存,通乎幽宾,贯乎阴阳,而为万化之祖也。珠落黄庭,乃是明心见性之真功实验也。

皈根复命

致一子曰:珠落黄庭以后,必须凝神死心入定。前言只知有元神,轻轻寂照,绝不知有呼吸绵绵往来,方合不有不无之义也。若坐至静定之极,不醒人事,气息全元,六脉皆住,小静一日,混沌无知,如气绝身死一般。中静三日,大静七日,不可疑为坐化,是神气皈根复命之时,结胎养元之始也。正要侣伴护持,千万不可惊动入之阳神。修士亦不可因机而动,妄自出静。更当由气住,凝神入于大定,将见先天一气,自虚无中来矣。古人云:人有生死,因有呼吸。苟无呼吸,自无生死,无呼吸便为入定,由息住,而胎稳如山。用功久之,小静一百日,中静二百日,大静三百日,万象凭虚生感化,昼夜凝神于基中,而神丹即凭虚而结矣。若不能入定皈于虚无,永无结丹之理也。

呼吸蛰藏大周天

左玄真人曰:初行大周天火候,神住息停,身心入定,不过蛰藏八、九十息,半刻之倾为一周。渐渐又入于大定,蛰藏一百八、九十息,一刻之倾为一周。蛰至一千三百五十息,一时之久为一周。蛰一万三千五百息。一日之久为一周。以至入于大定,或十日一月,或百日十月为一周,而元神元气,随呼吸之气,俱化为一团灵光。无昼无夜,普照常明。日魂月魄,一时停轮,如命将绝,然绝后复生,乃见化功。如同死后,又有复生之验,此系立命之正子时。当铅汞相融,万虑俱寂,入于混沌之窍,一不小心谨守,神离窍中,丹走鼎外,接命在此,伤命亦在此。死心入定,凝神于窍中,而为紧要之口诀。古曰:当初一念转动,坠入苦海。我今一念主静,渡过彼岸。生死轮回,皆有一念耳。其初非息火猛烹急炼,而乾金不能出矿,其继非神火绵密温养,而金不能变化,四大威仪一空所有。时时返照,刻刻内观,火候到时,自然性月当空,则阴尽阳纯矣。

魔境危险详说

白乐天云:入室下功之时,而三魂七魄,三部入景,三尸九虫,五脏六腑,一切阴神,在人身中,皆不耐静。每到定极之际,变化出幻景。或见红蛇,或见王母凤辇龙车,朱雀玄武,景象不一。天师仙子,玉女真官音乐嘹亮。奇禽怪兽,异状异形。仙女对对,前来论道。白面书生,相为问答。长潘宝盖,接引迎迓。天书圣章,诏临宣谕。生前死后,父母妻子,变化万般,现试不一。认即入于魔窟,为魔所诱,而前功废矣。须要垂帘塞兑，死心不动，万魔自退。或时开两目，发出神光，闪灼照耀，即为我之慧剑。加意一摄，收入气穴，惟深惟寂，不视不听，任彼妖魔，变化来扰，我只一概不理，坚持正觉，自然魔景消散。倘或智慧踊跃，自歌自舞，口发狂言，题诗作赋，说妙谈玄，自言已得无上妙道，要知皆是识神伎俩，三彭鼓弄。若稍有喜怒忧惧，悲伤情形，即是神已摇动。哭了又笑，喜尽复悲，皆是元神已动，未能守住丹田，为三尸所使，急宜禁止。勉强入定，不得听其狂妄，时时警省，刻刻把握，庶免坠入魔窟，而废我功修。或见白翁，乘龙乘鹿，呼我名姓，当以心却之，切不可应声也。或见三官来考功过，宗宗尽受刑逼，当以心却之。切不可动忧惧、悲悯之情也。若认为真实，即惊醒如梦相似，必坠我功修，而真可悲哉。

邪水潮生危险天机

黄石公云：养胎入定之士，静中或见水生，而不能使之退。此皆因自然之吹嘘间断，元神不守乎舍，温养不到，而丹田火冷，丹不光现。故有此阴魔之景。然而阴景之变象，亦自多端，要皆不离乎水象。而黄庭中之丹光杳然矣。法在聚我三昧真火而锻炼之。凝神于中宫，注意于胎息。以眸光射定，武火吹嘘，存心结想，一团真火，烈焰腾腾，满鼎神光，照耀周身，熏蒸四大，则阴魔坏景自然消灭，而中宫之丹光复明矣。

邪火潮生危险天机

李虚庵云：养胎之士，于静定之中，忽见火生，而不能使之灭。此患多因饮食有动火之物，或因热水沐浴身体，引动丹火，到处流光，炎焰焚身者有之。其幻景亦自多端，要皆不离乎火象。或觉心热，烦躁发渴饮水不休，倘不知制伏，亦同走丹之患。诀曰：存心结想，面前一团黑球其大如拳，即以真意凝聚，而留恋之。想就此景，其凉如冰，用意以吸，即回光返照，引入中宫。而邪火自然消灭，心地自然清凉。其想面前黑球，吸入中宫，不拘三次五次，总以热气邪火退尽为止。从此安乐太平，神清气爽,方保无失矣。

神俱六通

罗状元真人云:前有六根震动之景,日月合璧以后,有神俱六通之验。深入大定,混沌无知,心窍豁然开通。上观天堂,下视地狱三界十方,一览无余,此是天眼通也。能闻十方之间,如在耳边,天上地下,闻神人言语,是天耳通也。渐入大定,灵觉透露,能知十方众生,他心内隐微之事,此乃他心通也。又能知我生前死后之因,无数劫来,是宿命通也。再静再定,复寂复灭,陡然心花开放,予知吉凶,又能隔壁见物,及风云雷雨之所,此是神境通也。合前炼精不漏,到马阴藏相,是漏尽通也。名曰:六通。是前采大药,六根震动之变化也。神俱六通以后,复有真空炼形一法也。

真空炼形天机

葛仙翁曰:养胎入定之士,或有身体困倦,胸膈刺痛胀闷,吐出紫血三五碗,其病渐退,不必惊虑。此乃平日用力劳伤心血之故耳。以后凡有痼疾沉疴,无不俱消。或脐中刺痛,两肋如锥扎、六腑如裂帛,或如大斧劈脑,或心觉恍惚,坐卧不安,大小便下出恶臭血块,异物有五样颜色,或九窍出脓,臭秽难当。此乃以去胎毒积秽。待他去完,便出香气满室。或眼中出毒难开,须用人乳洗点。日夜迷闷,百节疼痛,骨节粉碎,周身大汗,不得惊怪,乃真超脱也。此时如龙脱骨,如蛇蜕皮。或周身火发,疼痛难禁,透骨穿筋,终日迷闷,一连三、五日,不省人事,休得恐怖,任凭天断。只用死心入定,自然神涌慧生,而六通顿足。六通以后,而身中三部八景,诸神皆现象,而为我护法神王矣。

三部八景危险详说

太乙元君曰:神俱六通以后,而身中三部八景,即二十四真,诸神皆现象而为我护法神王。所谓二十四真,乃六根八识,三魂七魄也。皆有名字。上部八景:脑神觉元子,字道都。发神玄文华,字道衡。聪神通仲众,字道连。目神虚鉴生,字道微,舌神始梁峙,字道岐。齿神灵谟盖,字道周。口神盖历辅,字道柱。鼻神冲龙玉,字道平。中部八景:喉神百流放,字道通。肺神素灵生,字道庚。心神焕阳昌,字道明。肝神开君童年,字道青。胆神龙德拘,字道放。左肾神春元真,字道卿。右肾神象地元。字道生。脾神宝元全,字道骞。下部八景:胃神同朱育,字道辰。肾中神兆腾康,字道还。大小肠神,蓬送留,字道厨。胴中神受享勃,字道灵。胸膈神广英宅,字道仲。两肋神辟假马,字道成。左阴右阳神扶留起,字道圭。右阴左阳神包表明,字道釜。又云:身中有九宫真人,不可不知也。心为绛宫真人;肾为丹元宫真人;肝为兰台宫真人;肺为尚书宫真人;脾为黄庭宫真人;胆为天灵宫真人;大肠为长灵宫真人;小肠为玄灵宫真人;膀肮为玉房宫真人。至道不烦诀存。真泥丸百节皆有神,不能一概而论。修真之士,须要小心谨慎。到此时,见诸神现象,必须见如不见,闻如不闻,死心入定,方保无失矣。

纯阳祖气助胎天机

殷长生曰:日月合璧以后,静极之际,忽觉有二道纯阳之物,从涌泉穴透出,穿膝过股,蓬蓬勃勃,滚滚上腾。至于下田,会聚一处,我再发三昧火以攻之。纯阳之物由背后督脉,穿夹脊,过玉枕,直贯泥九。过重楼,降下中宫,混入仙胎之中,相亲相恋,合为一体,自然真气薰蒸,周身融和,寒暑不浸。每于曦驭未升,旸谷晞微之时,凝神静坐,虚以待之,内舍意念,外绝尘缘,顿忘天地,粉碎形骸,自然太虚空中,有一点如露、如电之阳光,勃然入我玄关,透泥丸,化为甘霖,下降吾内,我即鼓动巽风以应之,使其驱逐三关、九窍之邪,扫荡五脏六腑之垢,焚身炼质,煅滓销霾,抽尽秽浊,变换纯阳之躯矣。

绝谷定慧天机

缘督子曰:变为纯阳,如果心牵世味,而食不绝,则阳不纯,即有阴魔来扰之患。盖有一分食在,即有一分阴来。如欲阴尽阳纯,必须窥破世味,斩断尘缘,方能顿足生慧,而绝谷不思食矣。如能绝食速,则得定出定亦速。若绝食迟,则得定出定亦迟。而能绝食入定者,若念头不住,心多感思,火寒丹冷,元神不能守乎气。则又化为呼吸之气,变为交媾之精。人心不绝,欲念不消,终不能绝食,难皈大定,尽败前功者有之。直待金液降完,璇玑停轮,当加净肚除梦之功,直至世味永绝,昏睡全无,息脉俱断,则胎圆而神全矣。太和元气,冲满于中,而不见有饥,五蕴皆空,六通顿足,慧光稍开,须有前知,不可妄用其慧。慧而不用,慧乃愈生,若韬光,妄用其慧,定招外魔。如云遮日,而慧光消灭。即无前知,则通而不通矣。

五气朝元天机

纯一道人云:盖养胎入定,心不牵世味,凝神深皈寂灭,乃能性命合一。自然重生五脏,再立形骸。无质生质,结成圣胎。一心主静,万缘俱息,外想不入,内想不出,终日混沌,如在母腹,方为活死人也。此时心中阴气将尽,世有可乐之事,则心不动摇。而心经真气自然吐露,化为红色云霞,朝与昆仑之前。肝中阴气将尽,世有可怒之事,则肝不动,肝经真气吐露,化为青色云霞,朝于昆仑之左。脾经阴气将尽,世有可欲之事,则脾不动,脾经真气吐露,化为黄色云霞,朝于昆仑之顶。肺中阴气将尽,世有可悲之事,则肺不动,肺经真气吐露,化为白色云霞,朝于昆仑之右。肾中阴气将尽,世有可恐惧之事,则肾不动,肾经真气吐露,化为黑色云霞,朝于昆仑之后,名曰五气。所谓朝元者,不须用法依时其气,静极自然上朝,将见青气出自东方,笙簧嘹亮,旌节车马,左右前后,不知多少。须臾南方赤气出,西方白气出,北方黑气出,中央黄气出,五气朝于上元,氤氲盘旋,千万不可看他,死心入定。古人云:神居窍而千智生,丹入鼎而万种化。吾心之灵,感天地之灵,则内真外应,外真内应,浑然混合。这段工夫,全以至静为主,不动为宗。老子云:人能常清静，天地悉皆归，则太虚空中，自然现出一轮太阳，与我丹光上下相映，合而为一也。

盗天地正气天机

上阳子曰：下大功处于静室，外无所着，内无所思，功深日久，朝元以后，息脉俱寂。忽觉心火下降，肾水上腾，五脏生津，百脉流通，心经上涌，鼻闻异香，舌生甘津，已绝饮食，昼夜不昧。夜间隔墙观物，予知前事及未来吉凶。夜间真气发生，顶上红霞缭绕，眉间涌出圆光。此是仙胎药力初生，是关窍处处开通。此时若五谷不绝，则阳气难消，阳难得纯，疾病易生，犹是一凡夫者也。总要内外两忘，铅尽汞干。腹中常常如雷鸣电掣，风云发泄，饮食或多或少，鼻流浊涕不止，口出臭秽，呕吐如黄沙相似。或美或不美，前后俱升炼谷如弹丸，腹中泄出，如小豆汤相似，臭秽难当。次后泄下酥酪油腻，鼻闻异香，诸人皆觉。又大小便，下出五方颜色，如朱砂一般，此是盗天地万物正气之验也。若不谨守，深入大定，则元神出舍，真气走矣。而丹台无主，，心生懈怠，三尸齐起，六耗皆来，搅乱心君，静坐生疑，恐怖不安，睡卧惊悸，恶境无穷。不知警省，勉强入定，心动神驰，身坐丹走，而前功废矣。

三宝现象天机

泥丸翠虚真人曰：日月合璧以后，而上、中、下三田之中，现出三座莲台。莲台之上，盘膝端坐三个婴儿，此乃金丹之化机，变出之幻景，切不可着他。速以冥心入定，以至灭尽定极，金莲从黄庭产出，上透顶门，直冲霄汉，散作金花，开极自谢，缤纷降下，即凝神入定，以意留之。而金花乃饭仙胎之中，育我仙婴也。

赤蛇透关天机

庄周云：赤蛇透关，是金液还丹，日月合璧之变化。而心君大定，丹光化为赤子，初现之时，形如丹蛇，其光照人，忽然破空而来。金液入顶,满顶银浪金汁,晃晃滚滚,现出赤蛇一条,从顶门而入。口吐祥光,若炬火之声,窜入周身,驰骋于骨节之间,无处不到。即当死心入定,任其所为,须臾即不见矣。人若惊动,则赤子不能升入泥丸,难出昏衢。若丹蛇飞来,心不惊恐,能与神人共语。大定之中,见西王母,乘凤凰之辇,前有三朱雀引路,神鬼仙佛,一切与你答话,千万不可共语。不答,王母则怒而不止,言讫自去。总而言曰:眼见耳闻皆是假,都不可认真。或龙虎交战,婴姹团圆,龟蛇盘结,仙佛来参,皆是幻象,不可认为真实。若理他,心动神驰,而败我功修,总要神凝气住,皈入大定,方能超脱而入圣矣。

赤蛇归身天机

陈虚白云:赤蛇透关,要知此际,是空中太阳,被我丹光引来,要归身中,育我仙胎。下降之时,缓急不同,切莫惊怖,待降入身中,即化为无数火箭,穿札周身,总要死心不动,镇静以毕,渺然即不见矣。自然窍窍发出毫光,心死而道成矣。

雷神监坛天机

白骨真人云:日月合璧以后,中宫丹光洋溢流注,扬辉散彩,从背后夹脊,透出顶门,祥光大如车轮,光彩射目,护住禅坐,而昼夜常明。若雷神监坛,皆因人心炼死,道心养纯,性体静定园明,而识神闲而无倚,化为雷公,恐吓于我,害我功修。仍死心镇静不动,皈入大定,识神自然化为护法神王者也。

火焚禅坐危险详说

尹大真人云:盖养胎以死心为主,深皈大定为宗。若胎圆之时,心动神摇,引起丹田三昧真火,七窍吐焰,遍身火光烈烈。若不及早禁止,霎时间,有火焚禅坐之倾危也。其法即当速用真意目光,存心结想,面前太虚空中有一团黑气,大如车轮,其冷如冰,凉气逼人。想就此景,即用真意吸入腹中。镇静不动深皈寂灭，顷刻之间，天朗气清，仍皈大定，而寂灭之。想此黑球，不拘三次五次，总以邪火退尽为止。方无焚身之患矣。

战内外阴魔天机

黄房公云：养胎入定，或现天堂美景，琼宫阆苑，地狱恶相，神头鬼面，或真或幻，愈出愈奇。任他千变万化，总以死心为，内外阴魔及一切阴人幻景、现象来扰，而不能驱除。法在见如不见，听而不闻，一心内守，一志凝神。默诵金光神咒，则魔自退。如闻见不去，速炼火焚身，魔障自散。焚身之法，存心结想，空中太阳，被我丹光引来。丹田之内，又有一团真火，滚滚上腾，透出顶门，使二火交光，轰轰烈烈，漫天幕地，皆是炎焰火光，万物尽被我焚烧，直至烟消火灭，天朗气清，一切魔障，自化为无有矣。

春水潮生天机口诀

混然子曰：养胎入定，寂照日久，忽然觉得丹田如春水潮生。即当守定自然之内息，与无为之神火，以烹以炼，其水自然化为热气，由两胯内边，流至涌泉。须要神注两踵，真息随之下透足心。如此片时，涌泉穴定静，即用意返照尾闾，默默守后，忽觉得有一物上冲，来自尾闾，似绵陀，如馒首，又似气块，沉滞难行。专心一志，猛烹急炼，自有一般热气，透过尾闾，穿过夹脊，滔滔入泥丸。至此泥丸宫中，自觉得水声响震，滔滔不绝，久之水声自止。神住其中，持守片时，舌抵上腭，三关紧闭；静后金液满口，流入气管，下重楼，心地清凉。对境忘情，入于大定。或见喜怒忧惧，万不可心动神摇，死心入定，永不出静，守定性光，真正胎圆，阳神出现，大地山河，如在掌中，如神气不能合为一体，势必气留身中，神游身外，终为投胎夺舍之阴神，不得复为阳神。圣胎将圆，色身万不可出定。圣胎既圆以后，法身不可久留壳中，不出而以失神化之机，则又是一凡夫耳。总要神气合一，方无分离之患也。

天花乱坠止火天机口诀

轩辕黄帝曰：胎圆以后，灭尽定极之余，露出性光。静中外视，紫霞祥烟满目，顶中下视，一团金光罩体，不可着他。死心入定，自有金莲从地起，白雪满天飞。金莲从地涌出，上透九霄，自然化为雪片，从天飞来，缤纷而下。以意留之，仍皈身中，育我仙婴，乃十月胎圆，止火之候。一旦天花乱坠，不知止火，婴儿又有火焚禅坐之危险。天花乱坠，是出定中宫，迁入上田之景到也。必须止火以化神，不须再用寂照之功。只用一味还虚心住于无，俱入于虚无，而火主得止。又入定出定，出定者，离中田迁入上田。入定者，凝神于天谷泥丸，使耳目重开，聪明再启。出定之时，在止之日，倘在止火前出定，神必迷荡而远矣。若在止火后出定，神又顽钝而不灵矣。

超脱上田危险

南极老人云：圣胎初脱，由中宫超入上田。上田乃是天宫内院。若无正觉主宰，不知不觉，当五色五音，蜃楼海市，宇内之奇观，杂投猝至。繁华内院，一切境界，仙佛诸神，千万不可交谈片语。百出相尝，真人一坠其间，鲜不昏沉而死。真人既死，前功废矣。真可悲哉。必须心定性定，死心不动，万股景象，闻如不闻，见如不见，真人方保无失矣。昔刘祖插花真人，当神超内院，迷入繁华之境，而不能出昏衢，以登彼岸，所以有花街炼性一节。大周天之火候，从还丹至此，是真是幻，一概不理，必须死心入定，方保万无一失者也。

阳神迁过重楼天机口诀

广成子曰：当阳神由中宫迁上田，必须从十二重楼经过。重楼一关，诚綦重矣。惟是默然端坐，若有知无知，若用力不用力，但存一息千里，千里一息之念，才是倏忽过重楼功夫。功夫至此其细如丝，神亦难传,自领自悟耳。真人过重楼超内苑,此时天门将开未开之际,心若昏沉,阳神将杳然而飘荡。惟灵真不寐,昏默中有所把握,将阳神迁出中田,寂照于上田泥丸之中。速引入灭尽,定而寂灭之。即凝神于泥丸,不着意于上田,以阳神寂照于上田,存想三田,化成一个虚空大界,无边无际,无内无外,空空洞洞,明明朗朗,阳神迁到囟门之时,千万不可下视,恐神惊怖,恋壳而不敢出,此是第一层色身。虚空大界打不破,难出昏衢。自待内真外应,二火交光,天门自开矣。

调神出壳天机口诀

刘樵阳云:阳神由中田迁上田,混合静定,待静极之际,忽然霹霹一声,轰开顶门。即当闭目冥心,凝神入定于天谷内院,觉得身体如在虚空,神气飘然,明朗不昧,逍遥自在,而色身之五官百骸,自不见有,冥然不知有尘世之累,只觉真我在虚空大界之中。到此际,五气自然结为彩云,拥护法身,此时演调神出壳之功。或见音乐嘈杂,喜气盈盈,金童玉女,左拥右护。或驾火龙,或乘猛虎,自下而上,所过之处,楼阁观宇,人间帝王,一切魔境,不可着他。必须见如不见,闻如不闻。无人大过于我。只管乘驾上升,左右前后,官僚女乐,随行侍从,留恋而不忍离,虽然终是教我过门不得。如此升降,不厌其数,积习纯熟,一升而至天宫,一降复归旧处。上下往来,绝无滞碍。自下而上,如登七级宝塔,如上十二琼楼。一级而复一级,候雷声响震,电光闪烁,红光遍界。紫焰弥空,二火交光,响震一声,顶门大开,一念思出天门之外,迁出凡躯。而身外有身矣。

开天门口诀

魏伯阳曰:阳神迁于顶门,此时静中内观。顶中有三昧真火,静中外观。顶上有太阳神光,须用真意寂照凝聚。使上火下射,下火上炎,内外夹攻,以烹以炼。百会乾顶,如一池银浪,满顶金汁,两火交攻,雷声震震，轰开紫府内院。一霎时间，觉得红光遍界，紫焰弥空。迅雷辟房响震一声，顶门开也。如生小儿一般，呼吸动静，囟门本合，其大如钱，其薄如绵。头骨似崩，盖骨烧化。顶门初开，大斧壁脑，疼痛难忍。切勿惊骇，疼过三日自然痊愈矣。

身外有身收金光天机口诀

慈航道人云：神既迁到顶门之上，顶门如同天门，脑宫即是天宫。切勿惊怖，只管放心大胆，一志凝神，存思法身。一念思出天门之外，随即闭目往下轻轻一跳，如梦初醒，而身外有身矣。阳神初出之时，居于色身之旁三四尺许，凡身外所有一切，万不可起视听之心。无论三亲六故，祖父妻子，诸仙佛来参，天书下诏，王母来请，或真或幻，一切境界，皆当置之度外。一切莫认，一切莫染，切不可着他。只死心不动，绝虑忘情，一味入定，不睹不闻，静以待之。顷刻之间，而自己身中即透出一道金光或白光，大如车轮，现于面前。即用真意，将法身移到光前，凝聚留恋。真意一定，存想金光渐渐收敛，金光即缩小如寸许，状似金钱。即将此光用意一吸，收入法身之中。而法身即入于凡躯，性海之内，收回本宫。仍依灭尽定，而寂灭之，深入大定。古云：金光为化形之妙药，千万不可错过，此时如金光散去，再无有矣。终有留形之说，不能化为无形者也。

聚金光布五芽灵气天机口诀

太极真人曰：阳神初出凡身，形仅三寸。盘旋左右，回顾禅坐，立即收入上田神室，寂灭静养。九九次，方布本身，五芽灵气。此五芽之气，即静极之后，五气朝元之为也。照耀空中，化为五色祥云，然后再将本性灵光，运动真意，射入祥云之内，化为一团金光，大如车轮。而阳神端居金光之内，其丹光余气，悉化为天魔外道，百般景象，引诱旨神。差稍着声色于闻见，阳神既一去而不返，入于魔境。转生六道。世人以为坐化小成之果，非也。而前功尽废矣，真可悲哉。此皆因炼已未绝，心无真死之过也。必须一意守定金光，死心不动，一切魔境，不着自退，待魔境退尽，金光缩小，须用真意，照定金光一吸，连法身收回性海本宫。混而为一，静定之，久之以后而复出之。此阴魔皆化为真神，现我面前，于色身一样，方保无失矣。

邵康节云：但阳神出日，升降纯熟，须择黄道良辰之日，天朗气清，乃可调神出壳。如护小儿一般，大雾莫曲门，大雨莫行路，时刻调理，不可一时心有懈怠，恐阳神一出而不回也。入于轮回，而前功废矣。

调阳神出入天机口诀

陈希夷老祖曰：阳神一出而不返，皆因炼己未纯之过耳。阳神出去，必须一意守定金光，死心不动，其魔不着自退。阳神不可轻出轻放，应速去速回。又恐见自己色身形壳，如一堆粪土相似。而阳神不肯复入，必须从旧路出入，不可回视，恐阳神见而生惧。俗曰：回头不认尸，总要演习纯熟。出则一步，即速收回本宫。九九数足，再学二步，收回本宫。以至九九数，向后皆同此意也。调至三年，先去西方，次出东方、南方、北方。上下统演三年，总过境不染，见物不迁，收纵在我，来去自如。一进泥丸，色身便如火热，金光复从毛窍间发出。倘一见可惧则怖生，一见可欲则爱生，流连忘返坠入魔道，而难成正果。总以死心入定为主，喜惧哀乐不动为宗。此乃十月胎圆之旨，三年乳哺之功。下卷详释，兹不复赘。

静中阳动金离矿，地下雷轰火逼金——四节火候

阳文阴武无令失，进退抽添有驭持——五节火候

漫守茶炉看火候，但安神息任天然——六节火候

大成捷要，性命双修，心印口诀，天机密文

三年乳哺

三节炼神还虚功夫，名曰上成乳哺。

老子曰：乳哺者，调养训练之谓也。阳神初出，圣体尚嫩，欲其慧光，凝结不散。必须调养，乃能坚固老成，法力无边广大，乃能神通变化。盖乳哺者，炼神入定之谓也。初出定之阳神，易于摇动，调养入定之久，方能镇静而不妄动。故定而又定，合乎自然之虚空，乳而又乳，养成真空妙相之圣体也。

白玉蟾云：行三年乳哺之功，七七存养之道，是必炼神以还虚，凝神而入定。初调神出壳，旋出而旋入。依灭尽定，而寂灭之。一定七日再调出而旋入，仍依灭尽定而寂灭之。一定二七始，再调出而旋入。一定三七始，调出旋入。一定四七始，以至于五七、六七、七七始，调出而旋入。渐次调养，三年而后已，也总依阳光之收放，准调神之出入。当神居上田，灭尽定极之余，总先布阳光，透出顶门，然后一念思出，随光超脱于身外。如欲敛神入壳，先将毫光收入法身之内，然后阳神由旧路复归，色身上由之中。仍依灭尽定，而寂灭之。调出旋入，灭尽寂灭，三载以后，性体老练，方保无有惊恐之患难与共也。

彭鹤林曰：前所谓一定七日，非谓七日。与七七日之内绝无动机。纵有阳光透出之景，即当以意留之，收入法身之内。依灭尽定而寂灭之。必定到当出定之期，先将阳光透出身外，而阳神即随光调出顶门，亦不可在外久停。当看调养深浅，若乳哺三年，方保无有失迷之患也。

达摩祖师曰：阳神调出旋入，若风吹则颠，日侵则燥，在内在外，俱以不见风日为安。调至三月以后，知觉稍开，宜防惊恐。或出或入，俱

按常期，收纵往来，不可任意。故三月前，一日出神三次，夜必不可出神。半载以后，一日出神五次，年后一日出神七次，只在身边运动。二年以后，不拘日夜次数，洞内洞外，可以暂离色身。三年以后，则一里、十里、百里、千里、万里，一时可到也。

东华帝君曰：其调神之始，一七、二七、三七而放出，一步、二步、三步而旋入，或五七、六七、七七而放出，一里、二里、三里而旋入。一年、二年、三年而放出，百里、千里、万里而旋入。调养三年之久，不可久留在外，还有一定九年之功。又云：调神出入，待天朗气清，无风云雷电，方可演神出壳。三年以后，性体老练，以太虚为宅舍，天地山河，尽是我之床枕。举此千里，遍游万国，出有无入，通天达地。入金石无碍，分形散影，百千万亿化身，遍满三千恒河沙界，乳哺功成。名曰：神仙者是也。三年乳哺之功，总而言曰，阳神调出旋入，演习纯熟，圣体老练，总以在内者多，在外者少。三年功成以后，当行一定九年还虚之功，面壁大成，名曰：代肉金仙是也。

还虚面壁

炼虚合道，九年功夫。名曰：面壁大成。

吕祖曰：炼虚功夫妙在忘形。无人无我混沌中有一点真气，身热如火，心冷如冰，气行如泉，神静如岳，虚其身心，去其作用，而听诸大道，自然之运行。是我非我，是虚非虚，造化运旋，人能达到忘形地位，阳神与太虚同体，谓之炼心。阳神无像，故曰炼虚。而九年之功，炼虚之妙，变化无穷，可以踏霞驾云，粉碎虚空。浑身飞去，谓之大觉金仙矣。然此一着最不容易，千万人中，难得一二人也。

太上曰：还虚一着，是将从前千磨百炼，分形散影，通天达地之阳神，复归于旧躯，收入性海，天谷内院。将色身炼化，浑入法身之中。又是性命合炼，复将阳神送入性海，退藏祖窍，太虚无极之位。要将色身炼铸陶熔，得不有不无，非色非空，无内无外，不出不入，无始无终，如龙养珠，哲藏而不动。如鹤抱卵，安眠而不起。沉之又沉，静之又静，从前所修所证，百千万亿化身，乘龙跨鹤，步日玩月，千变万化，一齐收入无生国里，依灭尽定，而寂灭之。必须大死一场，谨谨护持，毋容阳神再出。盖阳神百炼而愈灵，千炼而愈静。炼之而复炼之，炼炼不已，则阳神之慧光神火，收之愈密，斯放之愈普。隐之无可隐，斯显之无可显也。将阳神蛰藏祖窍之内，定极灭尽之余，或百日，或十月，而一炉神光，兀兀腾腾，满鼎真火，炎炎烈烈。自内窍透出外窍，由大窍贯入小窍。无内无外，无大无小，透顶彻底，光光相烛，窍窍相映。而人也物也，莫不照耀于神光中矣。是则是矣，犹非其至也。

王少阳云：倘然不能充塞乎天地之间，即未满东鲁圣人，参天两地之分量也。再炼神韬光，销归心下肾上，金鼎黄庭祖窍之中，一切莫染，仍依灭尽定，而寂灭之。寂灭即久，或一年或三年，形神渐至浑化，色空渐归真常，直至空定衡极，灭尽无余之际，而神光又自渐渐发露，如云电烟霞，从太虚无极窍中，洋溢蓬勃，滚滚而出，贯于上窍下窍，大窍小窍，窍窍皆有神光也。光明洞彻，照耀十方，上彻天界，下彻地界，中彻人界，三界之内，觉得处处神光充塞，若秦镜之互照，犹帝珠之相含。重重交光，历历齐现，而神也鬼也，莫不照耀于神光中矣。妙则妙也，犹非其至也。

寂无禅师曰：倘然不能遍入尘沙法界，是未满西天圣人，毗卢遮那佛之分量也。再敛神韬光，销归秘密玄窍之中，一切不染，仍依灭尽定而寂灭之，寂灭日久，直至三年九载，空定衡极，灭尽无余之际，神光周足，法相圆满，色空俱泯，形神俱妙。其敛也，至精至彻，纳入芥子而无间；其放也，至大至刚，包罗须弥而无外。将见无极神光，化为太阳红光，恰似赫赫日轮，从太虚无极窍内，一涌而出。崩开分散，灿烂弥漫，无边无量，为万道毫光，透彻于九天之上，贯通于九地之下，若千万果目，放大光明，普照三千大千世界。而圣也贤也，仙也佛也，及森罗万象，莫不现于太阳红光中矣。然至则至矣，而犹未尽其妙也。

上阳子观吾云：倘然不能照耀四大部州及三十六天以上，是未满道运，虚空之分量也。再敛神韬光，依灭尽定，而寂灭之。或百年、千年，一劫、万劫，直至虚空粉碎，与道合真，将见复放，无量宝光。直充塞于四大，得与贤圣诸仙佛相会，自无始分离，今日方得会面，彼此交光，吻合一体，广无边际。颂曰：诸仙佛似一大圆镜，我身犹如摩尼玄珠，仙佛法身入我体，我身常入仙佛躯。此九年面壁之功，也返到无余涅槃大觉金仙之位。待功行圆满，天书下诏，九祖升天上朝金阙，封以真诰，授以天爵，名曰天仙者是也。

致一子引水一子诗曰：阅尽丹书万万篇，末后一着无人传。慨炼虚合道，面壁之功难遇也。总而言曰：最后还虚，凝神气穴，不过忘绝凡情，至此末后还虚入定，不过忘却仙情而已，依灭尽定，而寂灭之。不出不入，忘人无我，三千大千世界，大地山河，尽归于虚，死心归入大定，或百日十月，三年九载，百年千年，千劫万劫，直待四大崩散，虚空粉破，无形无迹，此乃带肉大觉金仙，万劫不坏金刚之体。书著于此，永无筷诀也矣。

华阳禅师曰：予观汉唐宋元明清诸仙，元不从此处而超脱也。后世学人，佛子仙种，得遇斯书，细阅数遍，即能得诀达窍。而欲成仙作佛，不必登山涉水，寻师访道，只用有财有侣，真心修炼，即能超凡而入圣矣。古人云：任他三千六百傍门，九十六种外道，总于太上，存理养气，尽性至命。大道不同，丹经万卷，俱藏头露尾，此册二十四节真诀，三十六层危险，口口相传，心心相印，句句可考，细究此书，无不成矣。自古至今，仙佛真人，大成天机，隐而不发，今则尽泄于此书，指点诸字，所注捷要一册，话语虽浅，义理情真。天机口诀，句句明言，勿轻视天宝，慎哉慎哉，免遭天谴，妄传非人，雷诛火焚，可不慎欤。

闭户潜修不计年，著书立说阐真诠，

剖符泄秘通天地，采古酌今契圣贤，

劈破鸿蒙寻妙妙，打开太极见玄玄，

待看功满行圆后，留个芳名万古传，

混沌生前混沌园，各种消息不容传，

劈开窍内窍中窍，踏破天中天外天，

斗柄逆旋方有象，台光返照始成仙，

一朝捞得潭心日，觑破胡僧而壁禅。

打破虚空消亿劫，既登彼岸舍丹楫，

阅尽丹经万万篇，末后一句无人说。

广成子谓黄帝曰：至阴肃肃，至阳赫赫，赫赫发乎地，肃肃出乎天。我为汝遂于大明之上矣，至彼至阳之原也，为汝入于窅冥之门矣，至彼至阴之原也。

睡功秘诀

诀曰：东首而寝，侧身而眠，如犬之蜷，如龙之盘。一手曲股肱枕头，一手直摩脐腹，一只脚伸，一只脚缩。收神下藏丹田，与气交合，水火互相溶溶，则神不外驰，而气自安定。必要未睡心先睡，目致虚极，守静笃，神气自然归根。呼吸自然育清，不调息而息自调，不伏气而气自伏。陈希夷留形于华山，蒋青霞脱质于王屋，此睡之旨，非引导之术，乃主静立极之功也。至醒来慢慢展转，此时一念未生，心似虚空，若能放下大静一场，其效验有不可形容者。又上古有晏息法。每当晦时，耳无闻，目无视，口无言，心无累，息无喘，形无动，那一点元神真气，相依相连，如炉中火种相似。久久纯熟，自然神满不思睡。所谓睡魔，不知从何而去也。

陈希夷睡诀三十二字，名蛰龙法。其词云：龙归元海，阳潜于阴。人曰蛰龙，我却蛰心。默藏其用，息之深深，自云商卧，世无知音。

蛰龙秘诀

诀曰:道在守本命。暖外肾,回光内视,神住丹田,先向左边侧身而眠,左手托腮,右手紧握外肾,左腿全屈,右腿半屈半伸。神凝下田,默数呼吸出入之数,三百六十息。心息相依,不得外驰,绵绵密密,不即不离,数够一周,正身仰卧。两手紧握外肾,著力往前,挣十二下。两腿往前用力伸。闭气腾身,玉枕脚根,手掌着床,一气一次,连腾三次,还虚休息。再向右边侧身,照前行动一周,仍正身仰卧,两手紧抱外肾,照前行功,著力十二下,向上闭息腾空三次,还虚休息。然后侧身用手紧抱肾囊,蛰神下田,若存若亡,一丝不挂,主静立极,先存后亡,入于混沌,此陈希夷蛰龙之法。安寝睡醒时,有一阳发生,即行调药功夫,炼精化气之口诀。临明时,再照前行上数息,暖外肾,腾身运气之功。至此则一宿之功毕矣。

养得肾囊如火热,就是神仙真妙诀。

行住坐卧四步功,各有法也。行则措足于坦途,住则凝神于太虚,坐则调丹田之息,卧则抱脐下之珠。故曰:行走坐卧,不离这个是也。

坤元经

凡坤道修炼,用功入道,当于子后午前,阳气发生之际,按法行持。先还虚静定,深入混沌,候混沌开机,即凝神吸气以守乳溪,存想息息在乳溪中。呼吸往来,默调呼吸三十六息讫。仍还虚静养,以至虚极静笃,依灭尽定,而寂灭之。待静极复觉之际,仍照前调息守中,一连行持三五次而后已,炼至半月以后,两乳之中,觉得有动机发热,即用两手捧乳吸气,使息息归根于乳溪。绵绵密密,若存若亡,以守之。守至两乳之中有呼吸出入,即迁移其神,下守黄庭。用手轻轻揉搓两乳,左右各三十六次。再用真意,目力神光,从左右两肋梢间,往后迁移,由夹脊两旁,赤道上升,过玉枕,入泥丸至明堂额上交个尽,从耳后降至胸前相会，仍交个尽。从两乳中间行过去，将左右两乳，各旋转一周仍从两乳中间一并送入黄庭以还虚。略停一时，再捧乳吸气，左右两乳，揉搓三十六次，用意照前后迁移，一连三次而后已，直守至黄庭发亮，再迁移其神，下守脐轮。守至脐中发痒出水，两乳即渐渐缩回，如男子状。再迁移其神，下守丹田，默调呼吸三十六息以还虚，守至丹田发热，或觉微痛，如刀刺之状，不须惊惧，并无妨碍。凡赤龙来时，当还虚静养。不用调息持守之功。十六、七岁，至二四、五，赤龙来七日方回。二十六、七岁，至三十四、五岁，赤龙来五日方回。三十六、七岁，至四十四、五，赤龙来三日方回，候赤龙过去，月经净时，仍照前守丹田，调呼吸。初守丹田，经轻轻守视，绵绵存养，密密照顾，过至丹田发热，阴气至，情欲动时，即用真意目力神气，往后移运。仍由赤道上升，入头顶，至明堂不交尽。分左右两路，从耳后降至胸前，交个尽，不绕两乳，即从两乳中间，一直送入丹田。略停一时。仍往后转移，要细心速行，一连三五次，直运至阴气消尽，情欲寂灭方止。盖阴气发动，令人恣情纵欲，而生交媾之心。若不以正念主之，使后升前降，战退群阴，未有不自败其功修者。故当炼至阴消情灭，而后已也。此外只用虚心静守功夫，但不可着意紧守，使丹田骤然发热，要轻轻守视，绵绵存养，使丹田内真气发现，先温后热，渐渐大热。如火烧似汤煎。虽隆冬数九，而上衣下裳，亦皆脱尽，即裹脚亦要解去。此时要用道侣护持，紧闭房门，深居帐内，切莫惊动。只用一味静守，自然渐入混沌。候混沌开基，仍然照前静守，守至交骨忽开，真气吐信，即用温水将手洗净，轻轻托上。运动真意，目力神光，从丹田向后转移，由来夹脊两旁赤道上升乾顶，下至明堂，不用交尽，即从左右耳后降至胸前，交个尽，相并由两乳中间，降至黄庭，送下丹田。再用手轻轻托上，送入密户。仍用真意，后升前降一周，一连三五次，直至至真气吐出之信，缩入净尽而后已。已则还虚入定，依灭尽定，而寂灭之，而交骨合矣。每当热极，骨开吐信，收回逆运讫。必须深入混沌，交骨方合。如此日夜行持。是周身骨节关窍，尽皆开通，河车自然逆运，真气自然熏蒸。古人云：万朵紫云朝玉宇，千条百脉种泥丸。自觉一点灵光，不分内外，无论昼夜，而照耀周身矣。十月功完阳神出现，与男子同体。初无彼此之别也。又云：夫乳房上通心肺之津液，下彻血海之经脉。炼至乳房如处女小儿之形，便是女换男体，其功只在送甘露时，不许送下丹田，只用送至绛宫，用意注在两乳，将门牙上下两齿，紧紧咬住。以两鼻孔闭住。用内呼吸，在内收拾。外以两掌心左右各揉七十二次，先缓后急，先轻后重，如此百日，可如两核桃形也。

女功简便法

每于夜半子时以后，天然醒觉，心不着于色相，又不落于空亡。自觉月窟生潮，正是一阳来复，即将神气收于乳溪，回光返照命宫，塞兑垂廉，捧乳吸气，左右揉搓，下则牵动中户，上则贯通两乳，一呼一吸，息息皆要归于命宫。每次运行七十二息为一周。前六时下功，后六时静养。每次运讫，要咽津三口，送入子宫。日日按子前午后，阳气发生之际，常常行持，直至阳三后三之期，再行炼形之功。修炼不过百日，月事即绝，乳头即平，而面如桃花，终日如醉、昏昏默默，昼夜灵光不散，静中自觉常明。行持十月，自有信法来报，预知吉凶。初将精血收归乳房，随收随揉，使提上乳房之精血尽化为甘露，降下丹田，结成胎息。则月水不潮，而乳头自平矣。下丹田内，自然结出圣胎，不用采取之功。只凝神胎息之中，依灭尽定，而寂灭之。寂照百日，恍惚之间，而圣胎似有动转之机。其女子如醉夫之状，目常合而懒开，面发光而耀彩，日夜金光罩体。养至十月，圣胎圆满，自然脱质成仙，变化莫测矣。

此捷要一册泄尽乾坤性命之旨，道破理气之归，真可谓考诸三王而不谬，建诸天地而不悖，质诸鬼神而无疑，百世以俟圣人而不惑之真常至道也。